Near Misses
in Cardiac Surgery

中文版珍藏

Near Misses in Cardiac Surgery

惊"心"动魄
绝境逢生的心外瞬间

原著第2版

主 编　[美]索拉尔夫·M.桑特（Thoralf M. Sundt）　　丁以群
　　　　[美]杜克·E.卡梅伦（Duke E. Cameron）　　　　闫　炀　　译
　　　　[美]迈尔斯·E.李（Myles E. Lee）

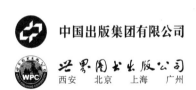

中国出版集团有限公司

世界图书出版公司
西安　北京　上海　广州

图书在版编目（CIP）数据

惊"心"动魄 绝境逢生的心外瞬间：原著第 2 版 / （美）索拉尔夫·M. 桑特（Thoralf M. Sundt），（美）杜克·E. 卡梅伦（Duke E. Cameron），（美）迈尔斯·E. 李 （Myles E. Lee）主编；丁以群，闫炀译 . -- 西安：世界图书出版西安有限公司，2025.8. -- ISBN 978-7-5232-2425-0

Ⅰ . R654.2-49

中国国家版本馆 CIP 数据核字第 202523SN50 号

First published in English under the title
Near Misses in Cardiac Surgery (2nd Ed.)
edited by Thoralf M. Sundt, Duke E. Cameron and Myles E. Lee
1st Edition Copyright: © Myles Edwin Lee, 2008
2nd Edition Copyright © Thoralf M. Sundt, Duke E. Cameron and Myles E. Lee, 2022
This edition has been translated and published under licence from
Springer Nature Switzerland AG.

书　　名	惊"心"动魄 绝境逢生的心外瞬间（原著第 2 版）	
	JINGXINDONGPO JUEJINGFENGSHENG DE XINWAISHUNJIAN	
主　　编	[美] 索拉尔夫·M. 桑特（Thoralf M. Sundt）	
	[美] 杜克·E. 卡梅伦（Duke E. Cameron）	
	[美] 迈尔斯·E. 李（Myles E. Lee）	
译　　者	丁以群　闫　炀	
责任编辑	马可为　王少宁	
装帧设计	新纪元文化传播	
出版发行	世界图书出版西安有限公司	
地　　址	西安市雁塔区曲江新区汇新路 355 号	
邮　　编	710061	
电　　话	029-87214941　029-87233647（市场营销部）	
	029-87234767（总编室）	
网　　址	http://www.wpcxa.com	
邮　　箱	xast@wpcxa.com	
经　　销	新华书店	
印　　刷	西安雁展印务有限公司	
开　　本	787mm×1092mm　　1/16	
印　　张	12.5	
字　　数	210 千字	
版次印次	2025 年 8 月第 1 版　2025 年 8 月第 1 次印刷	
版权登记	25-2025-167	
国际书号	ISBN 978-7-5232-2425-0	
定　　价	98.00 元	

医学投稿　xastyx@163.com　‖ 029-87279745　029-87285296

☆如有印装错误，请寄回本公司更换☆

谨以挚爱与崇敬深切缅怀 Philip N. Sawyer 博士，他带领我步入医学圣殿；深切缅怀 David Preston Boyd 博士，他照亮了我的前行之路；并致 Allison Elizabeth、Evan Preston 和 Ladybug，他们赋予一切美好与值得奋斗之事以终极意义。

—— Myles E. Lee

　　本书献给所有性命相托的患者、无惧挑战的后辈、戮力同心的同事、常隐光芒的幕后战友和无私奉献的至亲家人。每遇险情时刻，是你们的托举帮助我们穿越低谷，迎来希望之光。

—— Thoralf M. Sundt
Duke E. Cameron

致 谢
Acknowledgements

当 Sundt 医生和 Cameron 医生找到我，提议更新出版 *Near Misses in Cardiac Surgery*，并从他们丰富的临床案例中遴选一些病例加入其中时，我感到无比欣慰，原来这么多年我并非孤身奋战。能与有如此造诣的外科医生共享这片学术天地，看着他们延续我未竟之事业，实在是莫大的荣幸。在此，我要感谢所有曾经的同事，那些博学多识、技艺精湛、勇敢无畏、坚忍不拔、孜孜以求的医者们。我正是站在这些巨人的肩膀上，从他们身上汲取智慧和力量。

译 序 Foreword

心脏外科的工作是凶险的——从我开始做住院医生的那一天开始，就无时无刻不在体会这样的感受。我因此感到恐惧。然而，却又经常因眼前的成功而忘记了那种恐惧。于是，听从前辈的教诲，便将这些不快的经历记录下来——因为，无论自认为记得多么清楚，在几个月或几年后，都可能会忘记至关重要的细节。于是，我从 1999 年做住院总开始，便养成了书写手术总结的习惯，将自己看到、想到、遭遇到的事情尽可能记录下来。这是一项庞大且持久的工程，但感觉非常受益。

第一次接触 "Near Miss" 这个词，是 2000 年在拜读 de Leval 的一篇叫作 "*Analysis of a cluster of surgical failures — Application to a series of neonatal arterial switch operations*" 的文献时，感觉眼前仿佛开启了一扇门：这个源自航空业的概念，让我看清我连续出现的"失误"是一种厄运抑或是一种必然，更让我分清了什么是"失误"，什么是"失败"，以及如何分析问题的根源。这一质量控制和安全管理的概念从此在我的内心中开始生根、发芽。

2024 年初，世界图书出版西安有限公司的马可为老师给我推荐了 *Near Misses in Cardiac Surgery* 这本书。原本已经无意再碰翻译工作的我，一瞬间便被它的标题俘获了，而其后几小时的翻阅让我意识到：这正是我想看的，也是我想记录的，更是我想分享的，只是其中的"故事"并未发生在我的身上。我庆幸看到这么多血淋淋的教训，这将使我不会因为无知、疏忽和大意而让我的患者倍受折磨。

有意思的是：这本书不仅内容精彩，文笔也是如此之灿然，这让我惊喜。读着它，我时常有种全身发冷的激动和兴奋，所以我努力让译文更有"激素水平"，让读者身临其境，如读一篇篇惊悚小说。

原著采用的是第二人称，我想作者是希望读者"你"成为亲历这些惊心动魄场景中的"你"，这样印象更深刻、感觉更震撼。但在翻译过程中经过反复推敲和考量，我们发现，使用第一人称"我"在中文阅读语境下似有更强的"带入感"，就像是一位熟识的同道正在既紧张又后怕地告诉你他所经历的一切，你会屏住呼吸更加专注，更容易体会到那种险象环生、最终又化险为夷的跌宕起伏……

衷心感谢西安交通大学第一附属医院心血管外科闫炀主任——我们的合作让这本书的专业度有了质的提升，因为成人心脏外科不是我的强项。我要感谢马可为老师，她对原著的精心挑选、对我们两位译者的鼓励、对书稿的严格审校，让我们顺利地规避了 near misses。

那么，就让我们在"过瘾"的读书中开始学习吧。

丁以群

2025 年 6 月

原著序 Foreword

我有个朋友，他是位医学小说家，也是名医生。他曾经问我，在手术室里是否遭遇过那种能让人从安静氛围里瞬间跌入"地狱"的致命危机。经验丰富的心脏外科医生肯定会对这个问题抱以微笑。我给他讲了一个例子，是体外循环插管期间发生的急性主动脉夹层。这样的事例也在告诉我们：对于心脏外科医生而言，类似"治疗并发症的最好方法就是避免它们"这样善意的劝告并非总是可行的。

自 70 年前心脏直视手术问世以来，外科医生经常需要迅速有效地应对一些危及生命的事件，尤其是心脏外科医生，因此外科医生被描述为勇敢的人。然而，一位深受欢迎的现代哲学家 G. K. Chesterton（1874—1936）将勇气定义为"……无比热爱生命，却准备好随时赴死"。心脏外科的患者是那些渴望生存、但又真正面临死亡可能的人；而心脏外科医生虽然要承担治疗这些患者的责任，但并没有迫在眉睫的死亡风险。因此，说"勇敢的患者"似乎比说"勇敢的外科医生"更为合适。然而，与其他医学领域的从业者相比，心脏外科医生常常可能早上还在与患者进行正常交谈，而当天下午就宣布患者死亡了。面对这样的患者，唯一有效的干预可能就是外科手术，因此心脏外科医生必须尽最大努力提升自己的各项技能，更好挽救患者的生命，这也成为一种道德责任。显然，这些技能包括动手能力，但也许更重要的是避免不良事件发生的能力以及在问题发生时进行快速有效处理的能力。经历错误和"险情"（near misses）后的绝境逢生，往往比无意外事件的成功更具有启发性；因为"顺利的成功"通常会被忘记，而"有惊无险"却往往终生难忘。

这就解释了为什么 Myles Lee 医生在 30 年前首次出版 *Near Misses in Cardiac Surgery* 后，此书便迅速地成为一代心脏外科医生的必读之作。Myles Lee 是一位出色的心脏外科医生，拥有灵巧的操作天赋、丰富的专业知识以及将这些知识传授给同行的能力。教学的艺术，简单地说就是将教师头脑中的信息转移到学生头脑中的能力。有多种技术可以完成这项任务，Lee 医生在 *Near Misses in Cardiac Surgery* 中使用的方法已被证明是非常有效的。一个个幸存患者的真实案例，让读者身临其境：就像自己在手术期间遭遇了同样的问题，也要快速判断产生问题的原因，并要赶紧把患者从死亡边缘拉回来。读者因此获得了学习的机会，从而学会如何识别这样的问题，并揭示其实际解决方案。每个案例演示都以详尽的讨论收尾。因此，读者将面临一种挑战，那就是：每个患者的命运将取决于你是否具备迅速做出适当决策的能力，即使是在很大的压力环境下，进而避免悲剧的发生——这是所有心脏外科医生熟悉的真实世界。

Near Misses in Cardiac Surgery 于 1992 年首次出版，并于 2009 年重新发行。此次新版加入了两位新主编——Thoralf M. SundtⅢ医生和 Duke E. Cameron 医生。他们是我们行业中备受尊敬和令人钦佩的两位心脏外科医生。Sundt 医生是哈佛大学 Churchill 外科教授、麻省总医院心脏外科主任。Cameron 医生是约翰斯·霍普金斯大学前教授兼心脏外科主任，目前是 Sundt 医生的同事，哈佛大学外科教授、麻省总医院胸主动脉中心联席主任。两位新主编都曾是美国胸外科协会（AATS）的主席，这证明他们受到了学术界的普遍认可和尊重。第 2 版 *Near Misses in Cardiac Surgery* 完全符合首版设定的高标准，包括了众多新的临床病例，当然还有更新的当代解决方案和参考文献。这一新版本将再次成为所有心脏外科专业人士的必读之作。

James L. Cox, MD

芝加哥，伊利诺伊州，美国

2021 年 10 月

前 言 Preface

Near Misses in Cardiac Surgery 一书于 1992 年出版。书中重点强调了团队合作、跨学科沟通、对未来的预期、技术的标准化和简单化以及对意外情况始终保持的高度警惕，为读者营造了一种真实场景氛围：在不利的情况下通过客观的方法解决问题，虽然信息往往并不完整，但仍然有助于人们将经验转化为纠正失误的行动。全书以现在时写成，外科医生作为读者，虽然事先知道所有患者都幸存下来，但仍然能够切身体验到面对意外和困难时的恐惧与痛苦——如果不能立即纠正问题，患者就会死亡。

外科技术的进步，例如非体外循环手术、微创切口和机器人手术，以及由介入医生在"镶嵌"手术室中进行的基于导管的瓣膜置换方法、闭合室间隔缺损和修复主动脉瘤的方法等，对团队合作和沟通、手术预期、标准化和警觉性有了更高的要求。

用 Kipling 的话来说，我的目标是让读者"当周围的人都失去理智并把责任归咎于你时"能够保持头脑清醒。我在医学院的第一天就知道了医者之责——"守护从皮肤到内脏的健康"。就在那时，我决定成为一名从事手术操作的医生。外科实践让我相信：通过不断实践积累的知识，方为明智决策的基础，而这比只会开刀更加重要（亦即 decision 比 incision 更重要）。从每次与患者互动中获得的经验教训，无论是外科还是非外科的经验，都让我们更有信心，使我们在压力下依然能做出最佳决策，同时也能让手术室中的每一个工作人员都更放心、更安心。我必须承认，将这些经历记录下来的感觉远比亲身经历它们更令人愉快（带着伤疤回家的何止患者）。显然，外科医生绝非神明，因为神明无须像我们这般汗透衣袖。

我们的患者面对不得而知的未来常常表现出巨大的勇气，对医者报以高度的信任，完全服从陌生的医护人员的安排。正如 Theodore Roosevelt 所说："没有人在意你知道多少，直到他们知道你对他们有多在意。"作为医生的我们，所承担的义务就是确保他们在未知水域中能够最安全地通过。从这个意义上说，我们绝不能跟随我们的患者，而是必须带领他们穿过疾风骤雨。

Myles E. Lee
英格尔伍德，美国

近年来，我有幸与 Duke Cameron 医生共事于同一科室，我们发现彼此之间有着越来越多的共同点，其中之一就是我们都对 Lee 医生的这本著作高度推崇。我们发现它是一个非常有用的工具书，不仅可以指导我们自我提升，还能极大促进对住院医生的培养，弥补那些标准化教科书的不足。这本书引人入胜之处不仅在于 Lee 医生描述病例的文风，还包括每个案例场景与临床实际情况的高度契合。事实上，正是在手术中经历了一次险情时刻后，我们相视感叹：如果能结合当代的临床实践对 *Near Misses in Cardiac Surgery* 一书进行更新，这对我们的培训将多么有帮助啊！于是我们联系了 Lee 医生，他欣然接受了建议，这令人非常高兴。于是我们便开始了愉快的新版创作之旅。其间我们尽力保留原著的凝练、实用和真实，使其风格能够一脉相承。

我们衷心希望读者能感受到这一版与首版一样引人入胜、富有价值。心脏外科手术是一项复杂的工作，与其他高风险行业类似——在某种程度上，事故是难以避免的。已有大量文献介绍通过核查清单等工具来预防差错，但更完善的差错管理方法是建立一套全面的差错识别和差错补救体系，就像其他高风险行业已经采用的那样。本书聚焦于通过保持警觉性来实现差错识别，通过团队协作完成差错补救——而这两个方面恰是我们现有文献较为匮乏的。我们都在临床实践中经历过失误，但若能从这些差错中汲取教训，并将其转化为知识共享，这些经历便具有重要意义。

Thoralf M. Sundt
Duke E. Cameron
波士顿，美国

郑重声明

由于医学是不断更新和拓展的学科,因此相关实践操作、治疗方法及药物都有可能改变,希望读者审查书中提及的信息资料及相关手术的适应证和禁忌证。作者、编辑、出版者或经销商不对书中的错误或疏漏以及应用其中信息产生的任何后果负责,关于出版物的内容不作任何明确或暗示的保证。作者、编辑、出版者和经销商不就由本出版物所造成的人身或财产损害承担任何责任。

目 录 Contents

★ 本书英文原著中存在文内部分参考文献未标出问题，特此说明。

1

医源性主动脉夹层

Jordan P. Bloom　Myles E. Lee　Arminder S. Jassar

ⓟ 问题的发生

　　这是一个晴朗的早晨，太阳慢慢升起，远处的山顶被阳光映照出灿烂的金黄色。我走出家门，驱车去医院上班。高速公路上车辆稀少，车内播放着肖邦的《小夜曲》，充满了轻松和愉悦。今天的手术患者 45 岁，有 8 年劳力性心绞痛病史，运动试验时前壁出现运动异常，铊运动负荷试验阳性，冠状动脉造影证实左前降支（LAD）中段有长段心肌桥。心功能基本正常，仅心尖部存在些许失能的心室肌。患者服用过 β 受体阻滞剂和钙通道阻滞剂，但效果不理想，无法消除症状。今天的手术可能只需要将心肌桥松解即可，并不是大手术，住院医生都拿得下来！

　　手术开始了，我注意到对于 75 kg 体重的人而言，这名患者的主动脉稍稍小于预期。我用手指轻触升主动脉表面，在心包反折水平找到一处质地柔软的区域，插入一根 20 F 的 EOPA 动脉插管。常规排气，可以清楚地看到主动脉插管内的血液在压力作用下的搏动，所反映出的动脉压恰与右侧桡动脉测压读数相符。在右心房置入一条 29/37 F 的双级静脉插管，而后在主动脉根部插入心肌灌注 / 根部引流管，所有这些步骤

J. P. Bloom · A. S. Jassar (✉).
Department of Surgery, Massachusetts General Hospital, Boston, MA, USA
e-mail: ajassar@mgh.harvard.edu

J. P. Bloom
e-mail: jpbloom@mgh.harvard.edu

M. E. Lee
Cardiothoracic Surgery, Centinela Hospital Medical Center, Inglewood, CA, USA

都和平常一样顺利。体外循环开机前核对完成后，启动转机。静脉引流充分，我告诉灌注师将体温降至34℃即可，毕竟这也不是一台多大的手术，预期完成时间比较短。

我把心脏从心包腔内轻轻托起，确认左前降支的位置和病变的程度。这时，灌注师告诉我泵压过高、转不起来，辅助流量只有 1.8 L/（min·m²），而此时的右侧桡动脉测压只有 34 mmHg。于是我将心脏放回心包腔内，然后谨慎地去观察了一下主动脉和主动脉插管。果不其然，在主动脉插管处见到了主动脉外膜下血肿——虽说这种情况时有发生，但这一次似乎累及的范围有些大。我安慰自己：之前也遇到过这样的事，最后手术顺利，没出现什么并发症。不过即便如此，我心中还是很清楚这意味着什么，而唯一不能理解的是这样的事情怎么会发生在一个这么年轻的患者身上。这个患者来自一位新的内科医生的转介，这是他介绍的第一个患者，而这又是个如此阳光明媚的早晨，想到这些，不免让我有些沮丧。

⑤ 解决方案

我立即让麻醉医生做经食管超声心动图（TEE）检查，看看主动脉是否发生了夹层改变。他们很快确认了这个我最不想听到、也最糟糕的结果——不但在降主动脉内发现了夹层，而且夹层逆行波及了升主动脉、甚至延伸到了主动脉窦壁，这导致主动脉瓣发生轻中度关闭不全。夹层病变导致体外循环流量过低，此时，首先要做的便是再建立一条动脉替代通路。好在心脏还没有停跳，于是我们暂停了体外循环，迅速在腹股沟处做一切口，游离显露股动脉。不幸中的万幸是，股动脉看起来还没有被累及。在股动脉上谨慎地穿刺、置管，然后将动脉插管切换到股动脉上，逐渐恢复转机。体外循环灌注师反馈：泵压正常，流量可升至 2.4 L/（min·m²）。流量上来了，我便建议开始降温，但这次要将目标体温调整至18℃，拟行深低温停循环。随着体温的降低，心脏开始颤动，遂阻断主动脉，逆行灌注心脏停搏液。在主动脉根部做一横切口，显露主动脉腔内解剖，这时我们才发现：夹层延伸到了主动脉阻断钳水平。在快速识别冠状动脉开口后，我们使用冠状动脉直接灌注导管向冠状动脉灌注额外剂量的心脏停搏液，快速达到舒张期停跳状态。仔细探查主动脉根部，发现夹层延伸到了无冠窦，但并未累及左、右冠状窦和冠状动脉开口。在主动脉根部没有发现内膜撕裂，这着实让我松了一口气。于是，我采用"垫片三明治"技术在窦管交界处修复了主动脉近心端，将主动脉壁夹在内、外两条聚四氟乙烯垫片条之间，连续缝合。在继续降温的同时，我将左前降支心肌桥进行了切除、松解，这是原本计划的手术，但在此时却变成了"配角"，仅是一个大手术的附加手术而已。当患者的体温降至18℃时，停机，启动深低温停循环，移除主动脉阻断钳，进一步检查主动脉内腔，此时可以看到升主动脉后壁有一个 1 cm 左右的裂口，恰位于主动脉插管点的对开处。终于长舒了一口气，内膜的撕裂仅限于升主动脉，并未延伸至主动脉弓。我们立即将撕裂内膜的升主动脉切除，将远心和近心断端修剪成斜面，远心断端恰位于无名动脉发出点的近心处，使用人造血管完成半弓重建的远心端吻合后，将主动脉插管置入人造血管的侧支，阻断人造血管的近心端，恢复循环。泵压不高，桡动脉所测压力与主动脉压力相匹配。复温，手术顺利完成。

⒟ 讨 论

术中医源性升主动脉夹层的发生率并不高，仅为 0.06%~0.16%[1-2]，但死亡率可高达 48%[2]。在过去，发生这一并发症的最常见原因是因使用主动脉侧壁钳造成的血管内膜损伤。但事实上，在任何一个主动脉外科操作点上都有可能发生主动脉夹层，包括插管处、大隐静脉血管桥近心端吻合点等部位。通过减少反复使用阻断钳对升主动脉的钳夹可降低围手术期发生主动脉夹层的概率，在钳夹和释放阻断钳时，适当降低灌注压也可以减少夹层的发生。但本例情况是主动脉插管的尖端损伤了主动脉后壁所致。在插管之初，看到有血液从插管倒流出来，这的确证明插管并没有问题。但随着体外循环转机的开始，最初只是局限于后壁的局部创伤变得越来越大，最终撕裂为夹层。术中一旦发生医源性主动脉夹层，首先出现的征象即为主动脉管路泵压异常升高、流量下降。由于夹层发生的位置不同，表现也会有所差异：即使升主动脉的压力可能是正常的，但桡动脉测压却可能显著下降。有时只需通过粗略的升主动脉及主动脉弓探查即可发现夹层，但要将更为常见的局限性外膜下血肿和夹层相鉴别，有时还是相当有挑战性的。目前，TEE 是最常用的确诊手段，它可以很好地观察并确诊升主动脉和降主动脉的病变；但在确诊主动脉弓病变时，则可能会因为受到左主支气管的遮挡而无法清晰地观察。

　　本例患者是在体外循环开始后、心脏停跳前这段时间确诊,因此,可立即停止转机,由心脏排出的前向血流来保证机体的血流灌注,与此同时准备另一个动脉插管位点。如果是在心脏已经停搏时才发现或确诊了主动脉夹层,则需要在很短的时间内建立新的动脉插管通路,并快速切换,以保证血液循环。在这种情况下,备用的插管位点可以是在升主动脉上另选一个插管点,也可以选择某一个主动脉弓分支(例如无名动脉),还可以是右侧腋动脉,或者是股动脉。即使是在发生了主动脉夹层的情况下,也可以在 TEE 的引导下,将一条导引钢丝送入主动脉的真腔,借此完成动脉插管的置入,但前提是外科医生和超声医生均需非常熟悉各自的操作步骤和要点。选择右侧腋动脉作为穿刺插管位点,其优势在于在停循环期间方便实施选择性脑灌注,而其缺点在于操作点并不是每次都能在消毒铺巾的区域内,而且往往会用时更长,比建立股动脉插管要慢。大多数外科医生更喜欢选择股动脉入路,置管时可以穿刺,也可以是直视切开。一些医生倡导左心室心尖入路,但事实上这一入路并不普及。如果已经阻断了主动脉,就更加无法选择左心室心尖入路。即使在主动脉阻断之前完成左心室心尖插管,由于可能存在严重的主动脉瓣反流,也无法对主动脉实施阻断。在切换主动脉插管时,需要短时间停机,钳闭主动脉插管,剪断动脉管后置入三叉头,并分别连接两条动脉回流管,实现通过新的动脉插管回流的循环架构。一般情况下,这一操作可以在 30 s 内完成,其间应非常小心地进行排气,将所有的气泡完全排出后,恢复体外循环转机。慌乱是大敌,一定要克服。夹层也可以在开放主动脉阻断钳时发生,例如已经完成了冠状动脉旁路移植术,此时可以采用与上述操作类似的流程。在这种情况下,升主动脉血呈现低氧是完全符合预期的。但最需关注的是,随着夹层在主动脉近心段的持续进展,吻合静脉桥近心端的缝线将会变松,进而导致吻合口在吻合结束后开始大量出血。

　　过去发生这样的情况,有人建议进行局部修补。但目前人们倾向于重新吻合静脉桥的近心端,新的吻合点要选择在内膜没有受累的升主动脉。对于这一病例,由于我当时并不确切知道夹层病变的起始点,可能源自主动脉插管的位置,也有可能源自主动脉根部心脏停搏液顺行灌注管的置入点,只有在停循环后才能对主动脉内腔做全面的检查和评估,从而确定损伤的位置。根据外科医生的经验来决定是否同时采用逆行灌注或选择性脑部顺行灌注。同样，对于前面已经述及的中低温停循环技术，也可以根据外科医生的经验和喜好选用。根据撕裂的波及程度，可以选择采用半弓替换或 Z1 区弓替换，即将人造血管远心端吻合选在左颈动脉和无名动脉之间的 Z1 区。但无论选择哪一种术式，都应该在完成了人造血管远心端的吻合后通过人造血管的旁支进行顺行灌注，以中止停循环、恢复体外循环。如果需要再植无名动脉，可以选用一条 12 mm 或 14 mm 的人造血管，将其端 – 端吻合到无名动脉残端、端 – 侧吻合到人造血管侧壁。需要注意的是：这个端 – 侧吻合点的选择必须距离人造血管远心端吻合线 2~3 cm 以上，以便为后续可能施行的介入治疗提供稳定的锚定区。

参考文献

[1] Still RJ, Hilgenberg AD, Akins CW, et al. Intraoperative aortic dissection. Ann Thorac Surg, 1992, 53(3):374–380.

[2] Williams ML, Sheng S, Gammie JS, et al. Aortic dissection as a complication of cardiac surgery: report from the society of thoracic surgeons database. Ann Thorac Surg, 2010,90(6):1812–1817.

2

非计划再次手术

Myles E. Lee

ⓟ 问题的发生

这是一名 75 岁的患者，因为劳力性胸部不适就诊于心脏内科。虽然症状并不严重，但内科医生还是给他做了运动平板试验。遗憾的是：仅仅是低强度的运动就诱发了症状，还出现了低血压，而胸前导联的 ST 段也表现出 4 mm 压低，恢复时间较正常情况有所延长，还导致了频发室性期前收缩。心导管检查发现：左心室收缩功能正常，射血分数 55%；左主干几近完全闭塞；右冠状动脉完全闭塞，依赖左右冠间隔支的交通实现右冠状动脉的充盈。患者无严重既往病史，未曾服药行内科治疗，无过敏史。术前颈动脉多普勒扫描提示颈内动脉可见轻度斑块，无湍流；大隐静脉扫描提示管腔通畅，管径适合做冠脉桥血管。

术中，常规建立体外循环，并经右心房置入逆行灌注管。体外循环开始后，用大隐静脉桥建立了旋支和右冠状动脉旁路，并将左胸廓内动脉与左前降支中段进行了吻合。体外循环停机顺利，所有桥血管均无异常。在右心房和右心室表面缝置心外膜起搏导线，置入左胸膜腔引流管、前后纵隔引流管。

转运至 ICU 后，血流动力学参数平稳，血气结果理想，各引流管均未见大量引流。太棒了！因为今晚我将去欣赏一场不能错过的音乐剧——《歌剧魅影》，这两张票可是 6 个月前费了好大力气才搞到的，

M. E. Lee (✉)

Department of Cardiothoracic Surgery, Centinela Hospital Medical Center, Inglewood,CA, USA

T. M. Sundt et al. (eds.), *Near Misses in Cardiac Surgery*,
https://doi.org/10.1007/978-3-030-92750-9_2

而且是在记者位——要知道，这种票一般在上演前一年就会被抢购一空。我觉得这真是对自己今天手术成功的一种犒赏。

歌剧院天花板上悬挂的枝形吊灯是从老巴黎歌剧院买回来的，经过修缮，此刻刚刚被点亮。随着震撼的序曲响起、回荡于整个剧院，一束耀眼的强光穿过我的身体。我仿佛被钉在了座位上，一动不动，惊诧地凝视着那盏吊灯从舞台上升起、晃动，它闪耀着，突然悬在空中，摆动片刻后，停在观众面前几英尺〔1 英尺 = 0.304 8 米（m）〕高的地方，仿佛就要落在我的腿上。然而，突然间，吊灯改变了运动轨迹，笔直地朝着高空飞去，直逼屋顶。几乎就是在同时，一幅巨型的"汉尼拔"布景展开，舞台两侧各矗立一座 40 英尺（约 12 m）高的巨大石像。卡洛塔的咏叹调开篇了……而就在这时，我感觉到左侧腰间有轻轻的振动，我非常清楚地知道这并不是咏叹调的共振，而是来自 ICU 的传呼机呼叫。

完全是在一种麻木的状态下，我溜出了歌剧院给医院回了电话。得知今天手术的患者血压忽然下降无法维持，值班护士告诉我：今晚的大部分时间里，患者的充盈压都很低，需要输注的液体量远远多于平常，而胸腔引流瓶中仅有很少的引流，腹部也并没有出现明显的腹胀。但是，复查胸部 X 线片提示与术后早期正常的 X 线片有显著差别，而在出发来歌剧院之前我看过这张早期的 X 线片。护士说：您最好还是马上回来看看吧。在邻座表示的不满间，我再次小心翼翼溜回座位告诉了太太。然后，第三次叨扰着邻座溜出剧院，直奔医院。

Ⓢ 解决方案

夜晚迷幻的灯光顷刻间就被观片灯那刺眼的荧光灯所替代。患者右侧胸膜腔变白，可以闻及右侧呼吸音，没有因容量丢失而造成明显的纵隔偏移。我完全不敢相信，但的确右胸膜腔内有大量的积液，中心静脉的充盈压仅有 2~3 mmHg、15% 的血细胞比容（Hct）就是证据。再开胸探查：心包腔内是干的，一点血凝块也没有；所有的桥血管都是通畅的。我留意到在右半胸骨下方较低的位置可见不断有血液溢出，形成了一个小血池。再仔细探查，发现纵隔脂肪中有一个很小的动脉在喷血，而更为讽刺的是，它喷得如此精准，恰好通过右侧纵隔胸膜一个仅有 2 mm 的破口进入右侧胸膜腔。结扎了出血点后，我将右侧胸膜腔彻底打开，里面充满了积血，用血液回收机将其回收。稳妥起见，我又仔细检查了右侧胸腔，免得再发生什么意外，比如中心静脉导管的尖端从静脉中穿出；还检查了脏胸膜，看看是否存在因 Swan-Ganz 球囊过度充气而导致的胸膜下出血。在确认没有发生任何类似的情况后，我放置了另外一条胸腔引流管，关胸。

Ⓓ 讨 论

　　这一病例属于那种少见、但令人沮丧和愤怒的情形，它不可预测，也难以启齿。原本是一个并不复杂的手术，却因此而搞砸了，而且竟然是发生在这样一个千载难逢的夜晚。当然，也必须承认：发生问题的那条血管，在第一次手术结束时，并没有出血，可能尚处于一定的痉挛状态；而右侧纵隔胸膜上的小孔一定是在心包下缘做"T"形切口时留下的，只不过被纵隔脂肪遮挡住了。值得庆幸的是，出血竟然经过这个小洞直接排入右侧胸膜腔，而不是类似心包的其他地方。同样值得庆幸的是，ICU 护士会有如此高的洞察力和预判力，及时地申请了床旁胸片，这对明确诊断非常有帮助。护士们的原意是想排除因左侧胸廓内动脉夹层破裂导致左侧胸腔积液，而引流量少则假定是血液凝集堵塞了引流管。这是一个团队合作的经典范例，只有这样才有可能获得出色的结果。从这个案例中，我们还应意识到：根据手头信息（即使并不完整、也难以自洽）迅速采取必要措施的重要性；而不能因为证据不全或难以解释，就首先否认了存在危重病变的可能，进而犹豫不决，不敢采取紧急且必要的措施。

　　无论是术后早期还是远期的严重并发症，均与术后出血相关。为了尽量减少这种并发症，人们已经建立了像止血核查清单这样的干预程序。但即便如此，依然有可能发生术后出血，依然有可能出现本病例的情况。毕竟心脏外科手术是一项非常复杂的工作，存在众多潜在风险。

参考文献

[1] Dyke C, Aronson S, Dietrich W, et al. Universal definition of perioperative bleeding in adult cardiac surgery. J Thorac Cardiovasc Surg, 2014,147(5):1458–1463.e1. 0.1016/j.jtcvs.2013.10.070. Epub 2013 Dec 9. PMID: 24332097 F.

[2] Ali JM, Gerrard C, Clayton J, et al. Hemostasis checklist reduces bleeding and blood product

consumption after cardiac surgery. Ann Thorac Surg, 2021,111(5):1570–1577. https://doi. org/10.1016/j.athoracsur.2020.07.016 Epub 2020 Sep 19. PMID: 32956672.

[3] Karthik S, Grayson AD, McCarron EE, et al. Reexploration for bleeding after coronary artery bypass surgery: risk factors, outcomes, and the effect of time delay. AnnThorac Surg, 2004,78(2):527–534; discussion 534. https://doi.org/10.1016/j.athoracsur.2004.02.088. PMID: 15276512.

[4] Jakobsen CJ, Ryhammer PK, Tang M, et al. Transfusion of blood during cardiac surgery is associated with higher long-term mortality in low-risk patients. Eur J Cardiothorac Surg, 2012,42(1):114–120. https://doi.org/10.1093/ejcts/ezr242 Epub 2012 Jan 12. PMID: 22241009.

3

ECMO 建立中的插管意外

John M. Trahanas   Jerome C. Crowley

(P) 问题的发生

　　这是一个阳光明媚的春日。清早，我完成了周六的查房，走出医院。跟着的，将是一个"Honey‑do"清单，按着太太的"指令"，一样一样地完成每一件作为"丈夫"（而非心脏外科医生）该做却没有做的事情……然而，就在这个时候，传呼机响起。呼叫来自心脏ICU，让我马上回医院会诊。患者是一名罹患病毒性心肌炎的19岁男孩，肥胖，维持生命体征的用药量在不断增加。我可以要求内科医生联系今天待命的外科医生来处理，但问题是这些医生在家，而我就在医院楼下。所以，还是我来吧。

　　进到ICU，我发现患者四肢冰冷，为了维持生命体征，需要不断增加去甲肾上腺素的剂量。ICU医生给我展示了患者数小时前的经胸超声心动图（TTE）影像，显示双心室功能严重受损。患者的病情进展非常快，在很短的时间内就需要将正性肌力药物和升压药剂量大幅度增加，即使如此，血流动力学参数仍处于边缘状态。乳酸的不断升高以及肝、肾功能的持续恶化说明内科治疗无效。我站在病床边，恰好目睹了数次短阵室速的发生，其间的动脉压力监测显示脉压几乎为0。这就是ICU呼叫

J. M. Trahanas
Department of Surgery, Vanderbilt University, Nashville, TN, USA

J. C. Crowley (✉)
Department of Anesthesia, Massachusetts General Hospital, Boston, MA, USA
e-mail: jccrowley@mgh.harvard.edu

我的原因，的确应该马上做进一步处理了。

我立即呼叫体外膜肺氧合（ECMO）团队的同事回到医院。不一会儿工夫，ICU 里就满是手术室护士和各种各样的仪器。我将腹股沟和胸部消毒、铺巾，选择股动静脉插管，连接 ECMO 管路。操作计划如下：在超声引导下，行右侧股静脉穿刺，建立静脉通路；经右侧股总动脉逆行置入动脉插管，经股浅动脉顺行置入远心端动脉灌注管。开始操作：首先给予肝素，在股浅动脉置入远心灌注管，过程顺利；选择一条加硬导丝，顺利送入静脉插管约 40 cm，过程似乎也很顺利。由于经食管超声心动图（TEE）的探头还没有准备好，所以我将 TTE 探头置于患者胸部，尝试确认导丝在下腔静脉内。我看到了下腔静脉（由于心源性休克，下腔静脉明显扩张），但是没有看到导丝！从股动脉穿刺点送入 "J" 头软导丝后，很快就在降主动脉超声影像中显现出来。我并不是超声专家，而就在这个节骨眼儿上，手机突然来电振动（不用想就知道是我太太，她一定在纳闷我跑哪儿去了），这让我有些慌乱。急于插管，竟然忽略了在下腔静脉内没有看见导引钢丝这么关键的问题——在患者尚有脉搏等生命迹象的时候，一定要有确实的影像学证据才能往下推进。但我却忽略了。

Ⓢ 解决方案

TEE 探头终于送来了，心脏 ICU 的医生证实：无论是下腔静脉还是右心房内均没有看到导丝的声影。即使是把探头向深处进一步推送，极尽可能，还是没有看到导丝。在不解和困惑中，我把导丝彻底抽出，准备再尝试一次。同样，在将导丝送入 40 cm 左右时，再次感到有阻力，只能停下来。撤出加硬导丝，换了一条 "J" 头软导丝，这种导丝的头部在血流的作用下会发生抖动，超声很快就发现导丝已经进入右心房。释然！我将一条猪尾导管沿着导丝送上去，然后替换成加硬导丝。反复扩张静脉穿刺通路后，将 ECMO 的静脉插管置入了右心房。我让 ICU 医生扭转探头来观察降主动脉，再次确认 "J" 头软导丝位于降主动脉后，反复扩张动脉穿刺点，将合适大小的动脉插管送入。启动 VA ECMO，血流动力学状态立即得以改善。撤除铺巾，复查 X 线片，确认插管位置无误。直至此时，我才终于舒了一口气，有闲心看看有多少未接来电、错过了多少信息。看着窗外的残雪开始融化，倍感轻松……

⒟ 讨 论

　　无论是 VA ECMO 还是 VV ECMO，其插管步骤都面临着一些技术和物料准备方面的挑战。应明确地意识到：所有准备启用 ECMO 的患者，均因临床表现在不断恶化而处于危险之中。只有具备这样的心态和思想准备，才有可能将插管操作把控得井井有条，不被危机事件搞得杂乱无章。

　　对于一个心脏并未停跳的患者来说，可以优先将远心灌注管置入股浅动脉。否则，在股动脉逆行置入灌注插管以后，股浅动脉血流将会受阻，这便难以确定此远心灌注管是否被成功地置入股浅动脉内。这种情景在使用较粗管径动静脉插管时尤其严重，即使使用超声辅助，也难以在股浅动脉内置管。

　　应尽一切努力避免盲穿置管。只要有可能，在置管时，均应使用导丝引导，借助超声可以见到位于下腔静脉或右心房内的静脉导丝以及位于降主动脉内的动脉导丝，这一操作流程可以避免在发生了灾难性的血管穿通伤以后，继续将插管送入错误的位置。血管的穿通伤可以发生在髂动脉、髂静脉、腹部血管以及肝后腔静脉，甚至发生在胸部血管，类似的损伤有可能造成出血性休克。在治疗时，可以根据破损的部位，使用血管内支架或直视修补。事实上，后者的应用更为普遍。

　　X 线显影是各种置管辅助手段的金标准，但由于置管常常是在床旁操作，所以这一最佳工具往往没有施展的余地。在这种情况下，TEE 是一种理想、快速的替代手段，通过双腔静脉超声窗可以确认静脉导丝的位置。如果没有 TEE 探头，或者缺少有经验的操作医生，也可以选用 TTE，剑突下切面是显露导丝位置的理想超声窗。

　　在置入静脉插管时，尤其是对于那些较为肥胖的患者，应优先使用加硬导丝：这一方面可避免其在皮下组织中的弯折，另一方面也可以降低发生血管穿孔的风险。在送入导丝的过程中，一旦遭遇任何意外阻力，都要立即停下来。这一点非常重要，否则这种硬质钢丝会非常容易刺穿血管。此时可以换用软头导丝，在使用软头导丝时，可以调整其在右心房内的位置，然后通过猪尾导管来替换成加硬导丝，随后送入静脉插管。

　　使用软头导丝辅助静脉插管的风险在于其尖端可能会发生弯折。没有发现这一问题即送入了血管内，有可能损伤静脉导管，同时造成静脉壁穿孔。对于使用 ECMO 的患者来说，这样的并发症是灾难性的。一旦发生，则有可能需要血管外科的干预处理。

参考文献

[1] Julliard W, Teman N. Extracorporeal membrane oxygenation: how I teach it. Ann Thorac Surg, 2020,109:325–328.

[2] Bisdas T, Beutel G, Warnecke G, et al. Vascular complications in patients undergoing femoral cannulation for extracorporeal membrane oxygenation support. Ann Thorac Surg, 2011,92:626–631. https://doi.org/10.1016/j.athoracsur. 2011.02.018.

[3] Ramaiah C, Babu A. ECMO cannulation techniques//Michael S.Firstenberg Extracorporeal membrane oxygenation-advances in therapy. London: IntechOpen, 2016.

[4] Banfi C, Pozzi M, Brunner M-E, et al. Veno-arterial extracorporeal membrane oxygenation: an overview of different cannulation techniques. J Thorac Dis, 2016,8:E875–885. https://doi. org/10.21037/jtd.2016.09.25.

[5] Taslakian B, Ingber R, Aaltonen E, et al. Interventional radiology suite: a primer for trainees. J Clin Med, 2019,8:1347. https://doi.org/10.3390/jcm8091347.

[6] Rupprecht L, Lunz D, Philipp A, et al. Pitfalls in percutaneous ECMO cannulation. Hear Lung Vessel, 2015,7:320.

4

TAVR 术中股动脉损伤

Asishana Osho   Nathaniel B. Langer

ⓟ 问题的发生

随着一枚经导管主动脉瓣的成功植入（TAVR），艰难的一周终于结束了。这是一名 87 岁的女性，髂股血管扭曲、钙化。患者术前存在左束支传导阻滞，但在植入人工瓣膜的全过程中，并没有发生完全性房室传导阻滞。瓣膜入位后，输送系统顺利地撤出。按照临床常规，我使用了两个经皮血管闭合器密封血管穿刺孔。但不幸的是：就在密封了穿刺点后，穿刺侧的实时脉搏容积记录仪（PVR）上竟然显示出平坦的脉搏波形，而患者双下肢术前的 PVR 波形都是正常的。我小心地掀开敷料，想看看是不是 PVR 袖带的放置位置出了问题。然而，我看到了令人沮丧的一幕——穿刺侧肢体末端颜色变得灰淡，毫无疑问，外周灌注的确是消失了。

ⓢ 解决方案

此时，患者对侧的股动脉内还留有一条诊断导管，利用这条导管可以对装置输送侧股动脉行造影检查。如我所料：穿刺侧的股总动脉发生了严重的夹层病变。我选择了一条冲洗导管（omni-flush），将一条导

A. Osho · N. B. Langer (✉)

Department of Surgery, Massachusetts General Hospital, Boston, MA, USA

e-mail: Nlanger@partners.org

A. Osho

e-mail: Asishana.osho@mgh.harvard.edu

© The Author(s), under exclusive license to Springer Nature Switzerland AG 2022

T. M. Sundt et al. (eds.), *Near Misses in Cardiac Surgery*,

https://doi.org/10.1007/978-3-030-92750-9_4

丝送过夹层和受累区后，对发生夹层的血管行球囊血管成形术。由于导致夹层的内膜破损点还存在，因此我将一枚覆膜支架置于破损点。再行造影复查，可见股总动脉损伤区域血运良好，远心端血管显影充分。双侧 PVR 可见良好的脉动波形。患者术后情况良好，2 d 后出院回家，未见跛行或其他周围神经血管功能不全的表现。

Ⓓ 讨 论

经股动脉 TAVR 具有良好的疗效，也是最常用的入路。然而，由于用于瓣膜定位和释放所需的鞘管直径较大，会导致 10% ~ 20% 的病例发生髂股血管损伤。最常见的损伤部位位于股总动脉的穿刺点，但也可能发生在髂股动脉的任何位置。数项研究表明：髂股动脉并发症与死亡率、住院时长及 TAVR 术后生活质量等显著相关。幸运的是：随着新一代 TAVR 装置的研发以及鞘管的不断改进（包括逐步减小鞘管尺寸、改变鞘管性能，以使血管内输送更加顺畅），髂股动脉损伤的发生率正在逐步下降。

在行 TAVR 治疗时，所发生的髂股动脉损伤包括不同类型和严重程度，具体有穿刺部位血肿、假性动脉瘤、动脉夹层及血管破裂，后两者发生率较低，分别约为 6.5% 和 3.5%。髂股动脉损伤的危险因素包括患者因素（女性、严重的盆腔血管钙化、周围血管疾病等）、装置因素（较大的输送系统、鞘管与股动脉管径比率 > 1.05、使用血管闭合器来闭合穿刺点）及医生因素（个人及所在医疗中心的经验）。髂股动脉损伤通常可在放置鞘管前后或术后早期发生。对于大多数病例，当撤回鞘管后，髂股动脉损伤的表现会变得更为明显（这是由于留置鞘管常常可对受伤部位造成有效的压迫）。在有明显血管破裂引起出血的情况下，会导致血流动力学的不稳定，因此，在撤出鞘管时应密切监测血流动力学参数。正如本病例一样，发生动脉夹层后会表现为下肢灌注不良。对于表现更为隐匿的病例，术后需要通过血管超声、CT 血管造影或外周血管造影进行诊断。

大多数心脏中心在行 TAVR 时会采取相应措施来降低血管并发症的发生率，并努力做到在并发症发生时及时发现。术前 CT 检查有助于对入路血管的高危因素（钙化、迂曲度及内径）进行评估，进而选择某一侧的股动脉并确定穿刺位置，在必要时还可用于选择其他血管入路并决定是否选用外科切开。穿刺操作时，应格外慎重，使用实时超声辅助或X线透视可降低穿刺点并发症。大多数中心会首先使用内径较细的鞘管进行外周血管造影，以确认血管在初始状态下的通畅性，而后再将穿刺口扩大到可以容纳装置输送鞘管。装置释放后，将输送鞘管撤除，应常规进行造影和（或）物理检查（如PVR）以评估血管状态及外周血流情况。一些研究发现：对于有严重血管钙化的患者，钙化灶碎石术有助于降低血管并发症的发生率。

当发生血管并发症时，治疗决策取决于损伤的类型及严重程度。当发生穿刺点血肿时，可以通过指压及中和抗凝来达到治疗目的。当发生假性动脉瘤时，可在超声引导下进行压迫，也可以直接注射凝血酶，鲜有需要外科手术的。相对局限的逆向血管夹层通常并不会对血流造成显著影响，保守观察即可；但对于产生病理影响的血管夹层，则需要施行腔内干预，例如球囊血管成形，必要时还需要放置腔内支架。现今已很少会选择外科直视手术进行血管修复。对于髂股血管的破裂，治疗的主要手段也是腔内干预。如果发生严重出血、低血容量性休克，应首先进行扩容治疗，并可以通过再次置入装置输送鞘对损伤部位进行压迫止血，也可以通过桡动脉或对侧腹股沟处股动脉送入球囊导管，在血管破裂的近心端进行阻断止血。当病情相对稳定时，可以植入覆膜支架。对长段血管破损或多发性血管破裂，可采用外科直视手术进行确切的修补。

参考文献

[1] Mangla A, Gupta S. Vascular complications post-transcatheter aortic valve procedures Indian Heart J, 2016,68(5):724–731.

[2] Stortecky S, Wenaweser P, Diehm N, et al. Percutaneous management of vascular complications in patients undergoing transcatheter aortic valve implantation. JACC Cardiovasc Interv, 2012,5(5):515–524.

[3] Ruge H, Burri M, Erlebach M, et al. Access site related vascular complications with third generation transcatheter heart valve systems. Catheter Cardiovasc Interv, 2020. https://doi.org/10.1002/ccd.29095PMID:32588968DOI:10.1002/ccd.29095.

[4] Scarsini R, De Maria GL, Joseph J, et al. Impact of complications during transfemoral transcatheter aortic valve replacement: how can they be avoided and managed? J Am Heart Assoc, 2019,8(18):e013801.

5

主动脉插管意外脱落

Antonia Kreso   Serguei Melnitchouk

(P) 问题的发生

我有个邻居，76 岁，一直在抱怨劳力后气促，而且越来越严重。他做了一系列的心脏检查：超声心动图提示射血分数只有 35%，同时伴有轻度二尖瓣反流；冠状动脉造影提示左前降支（LAD）近心段狭窄达 80%，第二钝缘支（OM2）起始处狭窄达 90%，右冠状动脉（RCA）中段狭窄。他希望我来给他做心脏手术。

手术开始后，从切皮到建立体外循环再到确定靶血管的吻合位点，一切都顺顺当当，平安无事。而此时，患者的体温已经被体外循环降至 34℃。完成了桥血管的近心端和远心端吻合，开始复温，同时开放了主动脉阻断钳。直到这一时刻，手术进程都非常顺利。看来，我能够从容地去参加下午的会议了，也有时间可以慢慢地享用午餐。我在心室表面缝了一根心外膜起搏导线，正当我准备把起搏导线的另外一端递向麻醉医生时，手术铺巾突然被猛地拽了一下！我惊呆了：体外循环的主动脉插管被扯了出来，一股鲜血"嗖"的一声（似乎真的就是带着声音的）从主动脉插管处喷涌而出。我从未经历过如此惨烈的突发事件，瞬间，整个术野殷红一片，喷出的血液几乎快要冲到天花板了！刚刚还因手术完美而自鸣得意的我，瞬间肾上腺素飙升。此时，

A. Kreso · S. Melnitchouk (✉)
Department of Surgery, Massachusetts General Hospital, Boston, MA, USA
e-mail: Smelnitchouk@mgh.harvard.edu

A. Kreso
e-mail: akreso@mgh.harvard.edu

© The Author(s), under exclusive license to Springer Nature Switzerland AG 2022
T. M. Sundt et al. (eds.), *Near Misses in Cardiac Surgery*,
https://doi.org/10.1007/978-3-030-92750-9_5

我必须即刻做出决断。

(S) 解决方案

患者的主动脉插管发生意外脱管的时间点恰在主动脉阻断钳已经放开、但心脏还没有复跳的这个时间窗内。我一手抓住主动脉插管，另一只手的示指死死地压住主动脉上的破口。我大声喊着让灌注师马上停泵，静脉引流也停掉，只开冠状吸引将心包内的血液回收至贮血器。为防止空气进入主动脉，我让麻醉医生马上把患者调整为头低脚高位（Trendelenburg体位）；而后，我让灌注师将贮血器中的血液通过静脉逆灌，使心脏充盈。助手帮我松开固定主动脉插管的荷包缝线，排气；而我则进行柔和的心脏按摩。随着血液回输，塌陷的主动脉开始慢慢变得充盈起来，借这个机会我在原插管位置再次置入主动脉插管，排气后，将其与动脉管路连接在一起，恢复转机。当心脏复跳后，我又在插管口做了一个荷包进行加固。随着患者血流动力学状态稳定，逐步停止体外循环辅助。经食管超声心动图（TEE）检查证实主动脉壁没有受到损伤。患者康复，在术后第5天出院。

(D) 讨 论

在体外循环期间，一旦发生动脉插管脱管的情况，其应对措施取决于所发生的时间点。如果是在主动脉阻断钳放开以后的复温期、心脏复跳以后，仅需尝试停止体外循环辅助。如果需要补充血容量，可让灌注师通过静脉插管逆行灌注；当然，也可以将主动脉插管插入右心房来达到快速回血的目的。

另外一种情况是：在患者体温仍然较低、心脏尚未复跳时发生脱管。此时，最优先考虑的问题是避免主动脉内进气，因此应尽快调整患者体位至头低脚高位。如果在主动脉阻断期间主动脉插管意外脱落，应尽快重新插入，仍可以使用之前用于固定管路的紧缩带。在重新插管时，尽可能选择原插管位，但如果确实存在困难，不要用蛮力，否则会造成主动脉夹层。在新的位置完成重新插管之前，应收紧先前的紧缩带以减少出血。在置管时，应小心操作，降低发生气栓的风险：一是需要将患者放置于头低脚高位；二是应暂停心脏引流以保证心脏的充盈。

Ⓛ 附加病例（主动脉插管意外脱落，心脏处于跳动状态）

这是一台耗时很长的手术。患者既往曾行冠状动脉旁路移植术，本次手术拟行瓣膜置换或成形。术前，我很是担心患者的无名静脉与胸骨后板粘连，所以在开胸之前便建立了体外循环。至此，手术的过程很顺利，胸廓内动脉也被成功控制，使心肌得以很好的保护。就技术难度来说，这台手术的确不容易，但既往我曾成功地完成过主动脉瓣置换以及经房间隔入路行二尖瓣、三尖瓣成形。预计主动脉阻断时间会比较长，为了获得理想的组织灌注，我计划将患者体温降至 28℃。

完成了左心系统的操作后，我缝闭左心房切口。在准备释放三尖瓣成形环前，开放了主动脉阻断钳。在准备缝闭右心房切口时，我抬头看了一眼监视器，发现患者的体温还只有 32℃。当心脏恢复了小幅度的跳动，我松了一口气，示意助手下台去休息一下，巡回护士搬来一张高脚凳让我也坐下歇一会儿。突然，患者胸腔内充满了鲜红的血液。没想到主动脉插管竟然脱了出来！我的第一反应就是压下插管，试图将它推回原来的插管口里，但由于出血太多，我根本看不到主动脉，更不用说找到原来的插管口。

这样的遭遇很少见，但其背后隐藏的却可能是巨大的灾难。一旦发生，首先要做的就是立即控制主动脉插管。此时人手不足，助手还在台下休息。我立即让护士呼叫助手，让他马上回手术室。而我则抓住主动脉插管，试图厘清它和荷包紧缩缝线之间的关系，将其从荷包缝线中解放出来。我让灌注师立即停泵，不要再向动脉端注血，同时也停止静脉引流，让血液尽量留在患者体内。我用手指压住主动脉插管的破口点，把心包腔内的血液吸干净，显露出已经变得软塌塌的主动脉。幸运的是，尽管患者的体温还没有完全恢复，但心脏已经开始跳动。我让麻醉医生赶快恢复辅助通气，这样，患者就可以开始恢复心脏和肺的工作。这为我赢得了时间：一方面可以冷静地思考抢救步骤，另一方面也是等待助手回来。助手归位后，我立即让他收紧主动脉切口周围的荷包缝线，主动脉的出血被控制住了。我找到一个新的位置，重新插入主动脉插管，恢复体外循环，继续完成尚未完成的复温。

参考文献

[1] Kurusz M, Wheeldon DR. Risk containment during cardiopulmonary bypass. Semin Thorac Cardiovasc Surg, 1990, 2(4):400 – 409.

6

心肌梗死后 CABG

Asishana Osho   Nathaniel B. Langer

(P) 问题的发生

　　一个周五的晚上，我刚刚走出医院，准备开车回家，传呼机响了："紧急！请立即回电话。导管室。"我赶紧回医院，并给导管室打去电话。他们告诉我：一例有 2 型糖尿病和高血压的 71 岁男性患者，因剧烈胸痛于 1 h 10 min 前入院，肌钙蛋白升高，为新发 ST 段抬高心肌梗死（STEMI）。立即行诊断性造影，发现在患者右冠状动脉（RCA）及左前降支（LAD）中段有严重的动脉粥样硬化。在对 LAD 中段放置支架后，内科医生发现造影剂外渗进入心包腔。尽管放置了覆膜支架，但患者仍然发生了低血压。立即行心包穿刺置入了一条猪尾导管，引流出 400 mL 新鲜血液。虽然患者的血流动力学状态逐步稳定了下来，但显然血运重建不彻底，内科医生建议立即将患者转到外科。在思考要不要施行急诊冠状动脉旁路移植术（CABG）时，我想起了我的项目主任在几次教学会议上都强调的一条原则——"仅极少情况下才有必要施行急诊 CABG"！或许我真的遭遇了这种"极少情况"？在回医院的路上，我打电话给心内科医生，让他们先放入一个主动脉内球囊反搏，以帮助我更好应对可预见的、将在未来几天发生的"暴风骤雨"。

A. Osho · N. B. Langer (✉)
Department of Surgery, Massachusetts General Hospital, Boston, MA, USA
e-mail: Nlanger@partners.org

A. Osho
e-mail: Asishana.osho@mgh.harvard.edu

© The Author(s), under exclusive license to Springer Nature Switzerland AG 2022
T. M. Sundt et al. (eds.), *Near Misses in Cardiac Surgery*,
https://doi.org/10.1007/978-3-030-92750-9_6

⑤ 解决方案

到了导管室，我看到患者在手术台上呻吟，他说还是胸痛。不多时，我就听到内科医生告诉我：患者的情况不理想，继续进行经皮冠状动脉介入（PCI）十分危险。听到这儿，我就明白了，于是打电话给一位高年资医生，商量手术事宜。她同意我提出的手术意见，顺带调侃我说："看来，这个周五晚上您与丈夫的约会地点要改在手术室了……"

得知患者尚未出现终末器官功能障碍的症状，我很是高兴；至于氯吡格雷，虽然刚刚下了医嘱，但尚未给药——一切都会好起来的！我的手术室团队迅速动员起来，仅仅 1 h 后，就已经开始切皮了。按照手术计划，我完成了 3 支血管的 CABG：将左胸廓内动脉连接到 LAD，将大隐静脉桥序贯连接到刚刚从 LAD 发出的对角支以及后降支（PDA）上。在冠状动脉的破损穿孔点周围有一个小血肿，但已被覆膜支架很好地密封。患者顺利地脱离体外循环，心室功能良好，1 周后出院。

⑩ 讨 论

对于新发急性冠脉综合征的患者，及时、准确地分型（STEMI *vs.*NSTEMI/ 不稳定型心绞痛）是治疗成功的关键。对于 STEMI 患者，立即恢复灌注是标准的治疗策略。在临床实践中，PCI 最为常用。而 CABG 的使用则相对局限，其适用于无法成功施行 PCI、持续存在严重心肌缺血的患者 [血流动力学不稳定和（或）持续性心绞痛]，且要求患者的冠状动脉解剖适合 CABG，在这种情况下，可以考虑行急诊外科手术。某些类型的冠状动脉阻塞，如严重左主干病变、严重 3 支血管病变或严重左主干等效病变（累及 LAD 近端和左旋支近端的严重病变），传统上被认为是外科疾病，但有时也会针对部分此类病例行 PCI，尤其是当 Syntax 评分较低时。此外，对于并发心肌梗死后室间隔穿孔、乳头肌断裂或其他机械并发症的患者，通常立即行外科手术以解决机械并发症，与此同时行 CABG 进行血运重建，这是最为理想的方案。

但是，一些数据表明：在心肌梗死后 24 h 内接受 CABG 的 STEMI 患者，死亡率将会增加。因此，这些研究的作者建议：在心肌梗死后，应至少等待 3 d 再进行 CABG。他们推测：在心肌梗死后早期，CABG 所恢复的血运可能导致心肌再灌注损伤，进而表现为出血性梗死、心肌损失的范围扩大以及瘢痕进一步形成等。然而，并非所有的数据都支持这一论调。目前的指南建议：无论心肌梗死发生后多长时间，如果有指征，均应进行急诊手术。对于存有急诊 CABG 指征的 STEMI 患者，决定手术时机的临床驱动因素包括：终末器官损伤的证据和抗血小板治疗的使用情况。对于有终末器官功能障碍的患者，可以在手术前采用机械循环支持以改善器官功能状态。指南同时建议：对于接受氯吡格雷或替格瑞洛治疗的患者，在进行 CABG 之前应至少停药 24 h（依替巴肽或替罗非班为 2~4 h）。

对于非 ST 段抬高急性冠脉综合征 （NSTE - ACS）（包括不稳定型心绞痛和 NSTEMI）患者，如果患者并不存在顽固性心绞痛、心力衰竭、心律失常或血流动力学不稳定的证据，应考虑选择非紧急（less urgent）模式进行诊疗及血运重建；如果存在这些问题，则应遵循上文提及的诊疗路径进行干预。指南建议：对于病情稳定的 NSTE - ACS 患者，可在发生心肌梗死后尽快完成血运重建。然而，对于使用血小板抑制剂（氯吡格雷 5 d 内，普拉格雷 7 d 内，阿昔单抗 12 h 内）的患者，鼓励适当推迟 CABG。对于病情稳定的 NSTE - ACS 患者，CABG 与 PCI 的选择取决于合并疾病和病变的解剖；对于患有糖尿病、射血分数降低或任何上述特定解剖特征的患者，首选 CABG。

参考文献

[1] Yerokun BA,Williams JB,Gaca J, et al. Indications,algorithms,andoutcomes for coronary artery bypass surgery in patients with acute coronary syndromes. Coron Artery Dis, 2016,27(4):319–326. https://doi.org/10.1097/MCA.0000000000000364.

[2] Pt O, Fg K, Dd A, et al. 2013 ACCF/AHA guideline for the management of ST-elevation myocardial infarction: executive summary: a report of the American College of Cardiology Foundation/American Heart Association Task Force on practice guidelines. Catheter Cardiovasc Interv, 2013,82(1):E1–27. https://doi.org/10.1002/ccd.24776.

[3] Lee DC, Oz MC, Weinberg AD, et al. Optimal timing of revascularization: transmural versus nontransmural acute myocardial infarction. Ann Thorac Surg, 2001,71 (4):1198–1204. https://doi.org/10.1016/S0003-4975(01)02425-0.

[4] Amsterdam EA, Wenger NK, Brindis RG, et al. 2014 AHA/ACC Guideline for the management of patients with non-ST-elevation acute coronary syndromes: executive summary: a report of the American college of cardiology/American Heart Association Task Force on practice guidelines. Circulation, 2014,130(25):2354–2394. https://doi.org/10.1161/CIR. 0000000000000133.

体外循环管路进气

Antonia Kreso   Serguei Melnitchouk

ⓅＰ 问题的发生

一名 75 岁的老奶奶走进我的诊室，她希望我能帮她看看越来越严重的二尖瓣反流。她新近出现了阵发性房颤，这一点引起了我的关注。经胸超声心动图提示：A2/A3 脱垂，后向反流束，重度二尖瓣反流，射血分数 65%。冠状动脉造影未见异常。我建议行二尖瓣成形、左心耳切除，辅以迷宫手术（Maze 手术）。

手术当天，我选择了行升主动脉插管和上、下腔静脉插管。体外循环开机后，阻断主动脉并顺行灌注冷含血心脏停搏液。切开左心房，经右上肺静脉置入碟式左房引流管以回收肺静脉回流的血液，保持心房术野干燥。切除了左心耳，完成了左心房的 Maze 手术。正在我准备处理二尖瓣时，我发现术野被回流的血液充填，左房引流不工作了。尝试了几次调整引流管的位置都不见效，我干脆放弃了，直接切断引流通路上的空气过滤器，这样就可以获得更好的吸力。终于，我可以清楚地看到二尖瓣了，趁机快速地完成了脱垂瓣叶的切除、二尖瓣环加固和二尖瓣修复。缝合左心房切口，并将左心引流管置于理想的位置。

为了更好地排气，我让麻醉医生把体位调整到头低脚高位

A. Kreso · S. Melnitchouk (✉)

Division of Cardiac Surgery, Massachusetts General Hospital, 55 Fruit St., Boston, MA 02114, USA

e-mail: smelnitchouk@mgh.harvard.edu

A. Kreso

e-mail: AKreso@mgh.harvard.edu

T. M. Sundt et al. (eds.), *Near Misses in Cardiac Surgery*,

https://doi.org/10.1007/978-3-030-92750-9_7

（Trendelenburg 体位），膨肺；让灌注师停止左房引流，启动根部吸引。完成排气后，开放主动脉阻断钳，调平手术台。就在这一瞬间，我被眼前的景象惊呆了！恐惧，充满了我全身的每一个毛孔——本来用于左心引流的管道内全都是气，根本就没有血！我不敢相信，但这的确是真的，根部引流中也充满了气泡。我确信，心腔中的气体已经上到了升主动脉，而且一定已经进了脑部血管。

Ⓢ 解决方案

气体一定是通过剪除了空气过滤器的碟形吸引管进入左心系统的，估计是吸管内的血流意外发生了倒流所致。我立即让灌注师马上停掉左心引流泵，使管路中的血流暂停；让麻醉医生立即进一步调低头位；让灌注师确保有负压作用于左心引流上，所有有可能与空气相通的通路必须确保牢固的封闭，尤其小心那些由于不经意操作而导致的接口松动。他们立即在左心引流管及根部引流管上连接负压引流，可以清楚地看到气泡经左心引流管和主动脉根部吸引从心腔中被吸出来。同时，我将固定主动脉插管的荷包缝线放松，事实上，我已经把主动脉插管拔了出来。我将主泵的动脉端与上腔静脉（SVC）插管连接起来，阻断下腔静脉（IVC）后，以 300 mL/min 的流量对脑部进行持续逆灌。我看到带气泡的血液不断地从当初那个主动脉插管口涌出，另有一部分从根部吸引被吸出。2 min 后，从主动脉插管口涌出的血液中已经鲜见有气泡时，我重新置入主动脉插管，排气后与主泵的动脉管路连接，恢复正常转机。同时拔除了左心引流管，收紧了右上肺静脉的穿刺口荷包缝线。患者顺利地撤停体外循环、转至 ICU。在术后康复期，患者曾表现出一过性右冠状动脉分布区缺血性 ST 段改变，随后好转。在术后前 2 d，我将患者控制在深度麻醉状态，同时给予皮质激素及用于脑保护的巴比妥类药物。出院时，患者的神经系统表现完全正常。此时的我想起了当年导师的那句话："我讨厌空气。真希望我们不必靠这玩意儿活着。"

Ⓓ 讨 论

随着科技的进步，当今的体外循环系统已经很少会发生空气栓塞这样的恶性事件，但并非没有。事实上，一旦发生，很有可能会面临灾难性的后果。发生空气栓塞的原因包括：通过分流通路产生不应存在的血流；通过没有空气过滤器等保护性装置的吸引管路形成的反向血流。如果静脉贮血器的液平过低、且警报系统发生故障，则空气可能进入动脉管路、进而被泵回患者循环系统。无论原因如何，一旦发生空气栓塞，都需要灌注师、麻醉医生和外科医生快速、默契地团队奋战。应根据空气进入左心系统的原因和程度，准确地选择相应的干预措施。

就灌注操作而言，如果管路进气是因为静脉贮血器液平过低，或是分流通路意外开放所致，应立即停止体外循环，夹闭动、静脉管路，并开放两者间的旁路以便排气。如果空气已经充斥于主动脉插管中，应立即调整体位至头低脚高位，并拔除动脉插管，使主动脉腔内的气体从插管点排出。确定空气已经被排出，则可以将主动脉插管重新插入。在必要的情况下，可以向贮血器内加入晶体溶液以补充系统容量。

现代心肺旁路机设有大量安全检查装置和空气过滤器，以防止空气进入患者体内。左心引流系统上也有一个空气过滤器，但是，一旦这个空气过滤器被切断，进气保护就会失效，空气便有可能被泵入患者体内。在这种情况下，管路系统中会出现意外的逆向血流，左心引流没有起到应有的、从心腔中抽出血液的作用，反而是在向心腔内注入液体；于是，气体便在缺少空气过滤器防护的情况下，随着血液被一起泵入左侧心腔。

从麻醉的角度来看，必须立即将患者置于极端的头低脚高位，吸入纯氧；同时可使用其他药物，如类固醇、巴比妥类药物或甘露醇。麻醉团队还可以使用血管加压药和正性肌力药来维持循环系统的稳定。

从外科手术的角度来看，可以通过主动脉根部吸引将心腔内的空气抽出，并可以通过 SVC 进行逆行脑灌注（300 mL/min）。完成排气后，恢复体外循环，将患者中心体温降至 28℃以实现脑保护。此外，还可以通过心表按摩冠状动脉来排出其中的空气。手术完成后，可依照常规方式进行排气，术后可以考虑短时间高压氧治疗。

参考文献

[1] Mills NL, Ochsner JL. Massive air embolism during cardiopulmonary bypass: causes, prevention, and management. J Thorac Cardiovasc Surg, 1980,80:708.

[2] Muth CM, Shank ES. Gas embolism. New Engl J Med, 2000,342:476–482.

8

二尖瓣成形术后心电图发生改变

Antonia Kreso　　Serguei Melnitchouk

(P) 问题的发生

　　一名 65 岁的女士来到我的诊室，看得出她出现了劳力性呼吸困难。患者长期以来都有心脏杂音，并因二尖瓣脱垂一直在接受随访。同时，她还患有高血压、高脂血症和甲状腺功能减退症。作为术前检查的一部分，她接受了经胸超声心动图检查，结果提示 P2 脱垂、二尖瓣重度反流（伴有前向喷射）。心电图门控 CT 血管造影（CTA）显示冠状动脉解剖正常、无明显病变，冠状动脉为左优势型。

　　然而患者表达出她对术后躯体观感的担忧，也担心她是否能回到当初——沉醉于最爱的交谊舞中。事实上，3 个月后便有一场舞蹈比赛，她要求她能在术后尽快回到舞池中去……因此，我建议股动、静脉插管，经右胸小切口行微创的二尖瓣成形术。说实话，我不确定这样的切口是否真的就比胸骨正中切口有更轻的痛感；但无论是从心理上还是生理上，这一切口的确能让患者更快地恢复运动。我选择了经房间隔入路进入左心房并显露二尖瓣，可以看到 P2 脱垂伴腱索断裂。我缝置了 4 条新的人工腱索至 P2 边缘，同时放置了一个二尖瓣全环做进一步的强化。成形完成后，排气并缝闭左心房切口，复温，开放主动脉阻断钳。心脏成

A. Kreso · S. Melnitchouk (✉)
Department of Surgery, Massachusetts General Hospital, Boston, MA, USA
e-mail: smelnitchouk@mgh.harvard.edu

A. Kreso
e-mail: akreso@mgh.harvard.edu

© The Author(s), under exclusive license to Springer Nature Switzerland AG 2022
T. M. Sundt et al. (eds.), *Near Misses in Cardiac Surgery*,
https://doi.org/10.1007/978-3-030-92750-9_8

功复跳后，我便把注意力主要集中在止血上。然而就在某一瞬间，我却猛然发现心电图侧壁导联的 ST 段抬高，同时，血压下降，需要使用大剂量肾上腺素和去甲肾上腺素来维持血压。而此时的我，血压却在飙升，我开始意识到这可不是三下两下就能搞定的事。

Ⓢ 解决方案

我让麻醉医生进一步检查侧壁情况，而我则立即重新行股血管插管。麻醉医生告诉我：没有明显的室壁运动异常征象。尽管如此，我知道：对于左优势型冠状动脉患者而言，这样的心电图肯定是异常的。我让助手立即取一段大隐静脉准备"搭桥"—— 但这需要经胸骨正中切口开胸！情况着实令人沮丧，但该做的还是要做：锯开胸骨，让心脏停跳。我在钝缘支（OM）上找到一段较粗大的靶血管，用静脉桥完成旁路手术，开放主动脉阻断钳，终于平安地撤停了体外循环。先前看到的侧壁 ST 段变化现已解决。在完成了其余操作后，患者术后恢复良好。除了多了一个切口外，患者的恢复过程基本顺利，术后第 4 天就出院回家了。

Ⓓ 讨 论

血流动力学状态发生恶化源自左旋支动脉闭塞，这很可能是在缝置二尖瓣环时进针过深造成的。经胸微创手术，说起来容易，但实际操作起来却并非如此。需要强调的是：在缝合二尖瓣成形环固定缝线时，应保持针尖始终朝向心室的方向，尤其是在左纤维三角区和 P1 基底部时更应注意。错误的缝针可能会导致左旋支动脉扭曲、狭窄，甚至完全闭塞[1-2]。恢复血流的办法之一是取出环、重新缝合[3]，但这有可能使心脏面临进一步缺血的风险，而且并不能保证问题得到解决。在体外循环停机时，如果发现血流动力学状态发生显著变化，更为安全的措施是通过建立旁路血管来恢复心肌供血。

在心脏手术后，一旦出现 ST 段变化，即应行鉴别诊断，以鉴别空气栓塞或医源性冠状动脉损伤。在二尖瓣成形术或置换术后发生孤立的心电图改变，冠状动脉的损伤很可能是元凶。可以利用术中经食管超声心动图（TEE）检查侧壁运动情况进行证实，然而，TEE 检查并非总会发现侧壁运动异常，因此不应依赖于此而做出灌注不良的诊断。通常，如果右冠状动脉灌注区出现 ST 段变化，右冠状动脉进气可能是首要原因；如果左旋支灌注区出现 ST 段变化，特别是当左冠状动脉优势型患者行二尖瓣手术时发生这样的情况，则应强烈怀疑左旋支受到了医源性损伤。

必须牢记：置换的人工瓣膜或瓣环如果过大，过度的张力会导致旋支受到牵拉，可导致迟发性心肌缺血。术中应格外注意确保旋支动脉的安全。如果术中出现问题，可以在体外循环停机前使用大隐静脉桥对钝缘支行旁路手术。在旁路手术前和手术后，常规使用 TEE 评估旋支与瓣环的位置关系及血流情况，可能会对手术疗效有所帮助。

参考文献

[1] Aybek T, Risteski P, Miskovic A, et al. Seven years' experience with suture annuloplasty for mitral valve repair. J Thorac Cardiovasc Surg, 2006,131(1):99–106.

[2] Nakajima H, Ikari Y, Kigawa I, et al. Rapid diagnosis and management of intraoperative myocardial infarction during valvular surgery: using intraoperative transesophageal echocardiography followed by emergency coronary artery bypass grafting without coronary angiography. Echocardiography, 2005,22 (10):834–838.

[3] Ender J, Selbach M, Borger MA, et al. Echocardiographic identification of iatrogenic injury of the circumflex artery during minimally invasive mitral valve repair. Ann Thorac Surg, 2010,89(6):1866–1872.

9

术前 ECMO 支持

Asishana Osho   Nathaniel B. Langer

(P) 问题的发生

今天是星期五。

M 女士近期行冠状动脉旁路移植术（CABG），无论是手术过程还是术后康复都比较顺利，2 周前就已经出院。但此时此刻，她却因胸腔积液来到急诊室就诊。于是，在我接诊完最后一名门诊患者后，便径直走向急诊，期望着可以直接在急诊室做床旁胸腔穿刺，这样她就不用住院了。可当我在急诊路过第一诊室时，被一位急诊室的主治医生（也是我的医学院同学）拦住了。她告诉我：她有个患者可能需要立即进行心脏手术！她介绍说：患者是一名 52 岁男性，因胸痛、呼吸急促和无尿 5 d 来急诊室就诊。来医院的时候，他还是自己开车来的，但现在已经需要用大剂量的去甲肾上腺素才能维持血压。而更要命的是：此时的血清乳酸、肌酐和肝酶都已经显著升高；心电图显示下壁导联 ST 段抬高；经胸超声心动图显示下壁心肌运动消失、严重的右心室功能障碍以及左心室和右心室之间存在分流。急诊室已经呼叫介入心脏病专家，拟安排紧急血管造影。我想着：一会儿给 M 女士做胸腔穿刺时，得尽量让心内的医生晚一点儿跟进，可别又给我记上一次"非计划再次住院"的记录，面子上

A. Osho · N. B. Langer (✉)
Department of Surgery, Massachusetts General Hospital, Boston, MA, USA
e-mail: Nlanger@partners.org

A. Osho
e-mail: Asishana.osho@mgh.harvard.edu

实在不好过啊。然而，当我看到第一诊室的患者时，我意识到：如果不立即干预，他恐怕无法活到进导管室那一刻了，他已经开始出现嗜睡、多汗的症状。

(S) 解决方案

快速翻查了患者的全部病历后，我帮助内科团队建立了中心静脉通路，这样既可以监测血流动力学状态，又便于静脉给药。为了防范患者病情发生进一步的恶化，我很有预见性地在超声引导下置入了股动、静脉鞘。导管室的工作人员正在赶来的路上，估计 30 min 内就能到达——这是他们一直引以为傲的 "door-to-balloon" 时间。但现在的问题是：患者的平均动脉压只有 50 mmHg 左右，而这还是在使用了多种升压药的情况下测得的数值。我启动了体外膜肺氧合（ECMO）急救预案——拟在股动脉上置入 17 F 动脉插管和 23~25 F 静脉插管。在呼叫 ECMO 小组人员的同时，我在刚刚置入股动脉鞘的远心端建立了另外一条动脉通道。在未将患者转运至导管室之前的这段时间，我在急诊室里想尽一切办法来优化患者的血流动力学参数；而后，迅速将其送往导管室，准备为严重闭塞的右冠状动脉安装药物洗脱支架。患者的左前降支（LAD）有 60% 的狭窄，但旋支并未受累。左心室造影证实了我所怀疑的梗死后室间隔缺损（VSD）的存在。

我原本计划将患者直接送去手术室进行外科修复，但又担心他的肝肾不能耐受手术。于是我决定：先进行 4 d 的 ECMO 辅助治疗。令人欣慰的是，随着肾功能的改善，患者的灌注状态显著改善，乳酸降低，肝酶也呈现下降趋势。5 d 后，患者接受了 CABG 和 VSD 修补，此时，他的肌酐和肝功能指标已经恢复正常，心肌也表现出显著的改善。手术很顺利，术后仍继续使用 ECMO，这主要是因为患者的右心功能还需要外力辅助才能进一步恢复。2 d 后，ECMO 撤机。从初次就诊到出院只用了 3 周时间。

(D) 讨 论

因心源性休克而需要进行心脏介入干预的患者是一个非常具有挑战性的人群。尽管诊疗技术有所进步，但此类人群的死亡率仍然居高不下——这一点在急性心肌缺血患者的治疗中得到了最好的证明：在没有心源性休克的情况下，死亡率约为 5%；而存在心源性休克的患者的死亡率可高达 45%。这种死亡率差异在一定程度上是由心脏病严重程度的差异造成的，但也可能是术前出现的多器官衰竭所致。肾衰竭很少会因体外循环转机而有所改善！强调心脏外科手术术后死亡率与急性肝、肾功能损伤存在相关性的数据，进一步支持了上述观点。

随着 VA ECMO 技术的进步，对于存在心脏外科手术适应证的患者，例如心肌梗死后 VSD 或乳头肌断裂，在手术干预前即使用 ECMO 来恢复终末器官的功能，已成为一项越来越有吸引力的治疗决策。如果管理得当，VA ECMO 通常可以显著降低机体对正性肌力药物的需求，从理论上讲，这会促进边界区脆弱心肌细胞的恢复并减少梗死面积。对于后下壁心肌梗死并发 VSD 这种特定场景，VA ECMO 更加具有应用价值。这种情况往往会导致右心室梗死，与前室间隔 VSD 相比，死亡率更高。需要说明的一点是：ECMO 虽然能够提供循环支持，但对于未治疗的缺血性心脏病来说，其疗效并不充分，无法满足机体需求。因此，对于此类患者，ECMO 的支持并不意味着可以放弃快速完成冠状动脉检查、并在必要时可能进行 PCI 的努力。心肌梗死的机械性并发症最常见于单支冠状动脉病变患者，这是因为此类患者没有足够长的时间来促进侧支血管的形成，因此梗死区域往往会受到更为严重的损伤。ECMO 同样适用于大面积肺栓塞伴血流动力学衰竭，以及其他不明原因导致心脏停搏的患者进行"体外心肺复苏"（extracorporeal CPR，eCPR）。

对于罹患心源性休克者，使用股动、静脉插管是启动 ECMO 治疗最为便捷的径路。通过此径路，ECMO 可以快速启动，也很少会发生出血问题，尤其适用于经皮穿刺插管。对于左心室射血不良、主动脉瓣关闭不全或二尖瓣关闭不全的患者，须特别注意左心室减压。ECMO 并不会减轻左心室负荷，事实上，还会增加左心室后负荷。在 ECMO 期间，左心室的扩张会导致心肌细胞损伤和肺水肿进一步加重。如果在优化了容量和左心负荷的情况下，左心室仍然膨胀，则应考虑使用经皮或直视手术技术，将一轴流泵置于主动脉瓣口或左心引流的常规部位，对左心室进行直接减压。ECMO 的动静脉插管也可置于升主动脉和右心房，但出血并发症的发生率会明显增加，且会造成组织粘连，解剖平面消失，使后续的手术难以操作。其优势在于更适用于发生左心室扩张风险较高的患者，可在必要时将左心引流管直接与 ECMO 管路相连接。

参考文献

[1] Rao P, Khalpey Z, Smith R, et al. Venoarterial extracorporeal membrane oxygenation for cardiogenic shock and cardiac arrest. Circ Heart Fail, 2018,11(9):e004905. https://doi.org/10.1161/CIRCHEARTFAILURE.118.004905.

[2] Wallinder A, Pellegrino V, Fraser JF, et al. ECMO as a bridge to non-transplant cardiac surgery. J Card Surg, 2017,32(8):514–521. https://doi.org/10.1111/jocs.13172

[3] Sheu JJ, Tsai TH, Lee FY, et al. Early extracorporeal membrane oxygenator-assisted primary percutaneous coronary intervention improved 30-day clinical outcomes in patients with ST-segment elevation myocardial infarction complicated with profound cardiogenic shock. Crit Care Med, 2010,38(9):1810–1817. https://doi.org/10.1097/CCM.0b013e3181e8acf7.

[4] Kwon J, Lee D. The effectiveness of extracorporeal membrane oxygenation in a patient with post myocardial infarct ventricular septal defect. J Cardiothorac Surg, 2016,11(1):143. https://doi.org/10.1186/s13019-016-0537-5.

[5] David TE, Armstrong S. Surgical repair of postinfarction ventricular septal defect by infarct exclusion. Semin Thorac Cardiovasc Surg, 1998,10(2):105–110. https://doi.org/10.1016/s1043-0679(98)70003-6 PMID: 9620457.

10

TAVR 术中的瓣膜嵌顿

Asishana Osho   Nathaniel B. Langer

(P) 问题的发生

又一个经导管主动脉瓣置换（TAVR）手术日马上就顺顺利利地过去了，唯一需要操心的是眼前这例有严重主动脉瓣狭窄的 83 岁男性患者，他准备接受 TAVR 手术。做了一整天的 PCI，我感到甚于以往的疲惫；通常并不会这样，主要是因为昨晚大部分时间都花在了一个强制性的团队演练上，我们演练是为了更好地应对术中发生的紧急情况。随着助手将瓣膜送入主动脉弓，进而到达主动脉瓣的位置，我自嘲地嘟囔了一句："看来，熬过漫漫长夜的最好办法就是干活儿。"我将注意力完全放在瓣膜释放上，启动起搏心律、主动脉根部血管造影、球囊膨胀。当瓣膜释放到一半时，起搏节律突然中断。为防止发生远端栓塞，我向前推了推瓣膜输送装置，然而可怕的事情发生了——瓣膜掉入了左心室。

(S) 解决方案

我立即与心脏介入科同事商议，讨论使用导线和球囊回收瓣膜的可能性。此情此景，让我想起了昨晚多学科术前讨论会上关于团队动员的要点。我立即告诉麻醉医生有可能需要转换至直视手术，并呼叫我的住

A. Osho · N. B. Langer (✉)

Department of Surgery, Massachusetts General Hospital, Boston, MA, USA

e-mail: Nlanger@partners.org

A. Osho

e-mail: Asishana.osho@mgh.harvard.edu

© The Author(s), under exclusive license to Springer Nature Switzerland AG 2022

T. M. Sundt et al. (eds.), *Near Misses in Cardiac Surgery*,

https://doi.org/10.1007/978-3-030-92750-9_10

院总马上来帮我做好术前准备。与此同时，我立即告诉灌注团队在进行体外循环时需要准备什么，并务必确认已经备好血制品。通过 X 线透视检查进行快速评估后，明确目前的情况下不适合采用经皮介入径路进行抢救。我与整个外科团队进行了短暂的交代和安排后，立即开胸抢救。快速插管建立体外循环，灌注心脏停搏液后切开主动脉。切除狭窄的主动脉瓣瓣叶，在二尖瓣的正下方取出了嵌顿其中的 TAVR 瓣膜，继之顺利地完成了主动脉瓣外科置换手术。在数天后的死亡和并发症讨论会上，我的团队同事们高度赞扬了我的模范领导力，并为了"救赎我的罪孽"，一致建议在下一次强制性团队演练时让我来主导术中紧急情况的处置。真是惊天大逆转啊！

Ⓓ 讨 论

据报道：在 TAVR 瓣膜释放期间，装置嵌顿的发生率为 0.1%~1.1%。以下情况发生嵌顿的风险会更高：拟置换的瓣膜尺寸过小，瓣膜展开度较高，起搏失败或提前终止，球囊充气不完全和（或）无法缩回输送系统的推动器。一些解剖因素，例如瓣环钙化度低、左心室肥厚或人工二尖瓣瓣环支柱突出过多等，也与瓣膜嵌顿有关。TAVR 瓣膜嵌顿几乎都发生于球囊扩张式瓣膜中，这是因为自膨式瓣膜可以被重新捕获，也具备重新定位的功能。瓣膜嵌顿可以发生在近心端，即嵌入心室；也可以在远心端，即嵌入升主动脉。即时的临床后果通常是较为良性的，但需要说明：对于已经严重梗阻的左心室流出道，进一步的阻塞会造成血流动力学状态不稳定；如果嵌顿的 TAVR 瓣膜对二尖瓣结构造成干扰，可能导致严重的急性二尖瓣反流，血流动力学状态同样会不稳定。幸运的是，使用实时透视显影来释放 TAVR 瓣膜，通常可以立即发现此类并发症。

有多个报道介绍了针对 TAVR 瓣膜嵌顿的经皮解决方案，特别是当嵌顿发生在主动脉时。这类 TAVR 瓣膜在释放时，通常会使用一条导丝穿过嵌顿的瓣膜，以防止瓣膜旋转，同时也用于膨胀主动脉内靠近瓣膜的球囊；而后，使用球囊将人工瓣膜拉至降主动脉中，在安全、无分支的位置进行释放，然后可以使用血管内支架将瓣膜固定在此位置。有研究表明：在降主动脉中放置第二个功能瓣膜疗效有限。因此，后续可以按照最初计划在主动脉瓣环处再次进行 TAVR。

如果嵌顿的瓣膜能够充分回缩，进入左心室流出道最上部，则也可以通过经皮入路进行 TAVR。有关此类干预措施的报道鼓励使用第二个瓣膜来重叠第一个瓣膜，以提供额外的安全性。然而，考虑到瓣膜旋转的可能性增加以及左心室结构有可能受到破坏，因此，一旦发生 TAVR 瓣膜嵌顿到心室，通常需要经胸骨正中切口进行直视手术。

参考文献

[1] Moreno-Samos JC, Vidovich MI. Device embolization in transcatheter aortic valve procedures: expect the unexpected. Editorial Comment J Am Coll Cardiol Case Rep, 2019,2:105–111.

[2] Vendrik J, van den Boogert TPW, Koch KT, et al. Balloon-expandable TAVR prosthesis dislocates into the ascending aorta. Case Report: Clinical Case J Am Coll Cardiol Case Rep, 2019,1(2):101–104.

[3] Kim W-K, Schäfer U, Tchetche D, et al. Incidence and outcome of peri-procedural transcatheter heart valve embolization and migration: the TRAVEL registry (TranscatheteR HeArt Valve EmboLization and Migration). Euro Heart J, 2019,40(38):3156–3165. https://doi. org/10.1093/eurheartj/ehz429.

[4] Alkhouli M, Sievert H, Rihal CS. Device embolization in structural heart interventions: incidence, outcomes, and retrieval techniques state-of-the-art review. J Am Coll Cardiol Cardiovasc Interv, 2019,12(2):113–126.

[5] Dumonteil N, Marcheix B, Grunenwald E, et al. Left ventricular embolization of an aortic balloon-expandable bioprosthesis: balloon capture and reimpaction as an alternative to emergent conversion to open-heart surgery images. In Intervention J Am Coll Cardiol Cardiovasc Interv, 2013,6(3):308–310.

11

右心房灾难性出血

Andrew C. W. Baldwin   Thoralf M. Sundt

Ⓟ 问题的发生

    这的确是一例非常棘手的病例——一名42岁男性，急性主动脉夹层，没有明显的结缔组织病，但高血压控制得很可能并不理想。他从未就高血压问题咨询过医生，但他确有家族史，全家人均患有高血压。尽管如此，我对下午的这台手术还是充满了信心。按计划只需行半弓置换和保留主动脉瓣的根部置换，然而远心端吻合失败，我不得不越过锁骨下动脉艰难地进行头臂干重建。更雪上加霜的是，当开放主动脉阻断钳时，竟发现主动脉瓣反流，必须做主动脉瓣置换。等凌晨回到家时，我已经筋疲力尽。刚刚坐下来，想喝杯热咖啡缓一缓，却收到了"立即到岗"的传呼机呼叫，我再次杀回了ICU。

    ICU工作人员告诉我：原本打算吸痰后就拔气管插管，结果患者短暂地咳嗽了一阵，紧接着就看到深红色的血液从纵隔胸管中涌出。我立即怀疑可能是静脉插管口或逆行灌注管插管口缝线撕脱，于是马上换上刷手服，团队其他成员也立即赶往手术室，此时唯一可用的手术间位于普通外科楼的翼楼。当我赶到手术室时，所看到的情况要求我立即开胸！已经等不及准备好体外循环了。此时，唯一可用的助手是一个连名字都

A. C. W. Baldwin
Division of Cardiac Surgery, Straub Medical Center, Honolulu, HI, USA
e-mail: Andrew.Baldwin@hphmg.org

T. M. Sundt (✉)
Division of Cardiac Surgery, Massachusetts General Hospital, Boston, MA, USA
e-mail: tsundt@mgh.harvard.edu

叫不上来的普外科实习生。在快速消毒、铺巾后，我剪断拉闭胸骨的钢丝，开胸。几乎与此同时，我的怀疑得到了证实——逆行灌注管插管口缝线撕脱，血液从破裂的插管口处涌出。我立即用手指压住出血点，麻醉医生对患者进行复苏，灌注师则在这个狭小的普外科手术间里预充体外循环管路。我盯着浸在血里的手指，头脑飞速地思考下一步要做些什么。而此时，身边一个有经验的帮手也没有。

Ⓢ 解决方案

我把压迫出血点的手指稍稍移开，立即看到血流如注地涌出来，出血点是找到了，但这个出血点到底有多大？我让洗手护士准备一条 SH 针 3-0 Prolene 缝线，我很有把握可以迅速控制这个出血点。轻压出血点，在我手指下方的血管壁上做了一个 "8" 字缝合，然后让实习生代替我按住出血点，我来打结。但非常令人沮丧，患者的右心房壁很薄，几秒钟前还是一个相对较小的破口，现在变成了差不多有一角硬币那么大。我感觉到巨大的压力，对面那个还什么都不懂的实习生助手就成了我的宣泄口，我躁怒地责备他"一点忙都不会帮！"。深呼吸一口气，我意识到我应该调整一下策略：此时，最重要的是止血，而不是修补破口。

我快速地审视了一下自己的方案：可能建立体外循环、心房减压是一个可行的做法；但是，在当前已经使用人造血管置换了升主动脉的情况下，行主动脉插管会有一定的挑战性；而患者罹患主动脉夹层，行股动脉插管也不是什么好主意。于是，我让洗手护士准备一条带 10 mL 球囊的 Foley 尿管，夹闭引流用的主通道；我将尿管滑入手指下方的破口中，打胀已经位于右心房中的水囊，轻轻向外拉，堵住破口。直到这会儿，我才赢得了时间去思考、去召集团队人员、去执行想好的计划。

考虑到右心房壁非常脆弱，我选用 4-0 小针带垫片 Prolene 缝线做荷包缝合破口，在我准备好以后，助手将球囊放气，抽出尿管，我随即收紧缝线，打结。此时，我才有时间和心情向那位实习生助手表示感谢，请他将患者送回病房，我则需要赶快去补上一杯咖啡。

Ⓓ 讨 论

源自心房的灾难性出血鲜有发生，恰因其罕见，更要求外科医生在这种情况发生之前一定要事先准备好一整套抢救策略和流程。首先，出血可能源自心房荷包缝线，正如本例，出血就源自逆行灌注管心房切口的荷包缝线。正因如此，很多外科医生会常规加固所有插管部位，有些甚至对特别敏感的部位常规使用带垫片缝线，比如置入停搏液逆行灌注管的切口，经常穿过心房上纤薄的部位，就需要格外加固。在这起事件中，我并没有这样做，根本原因是手术时间过长，导致思维木讷、体力大幅透支。此时最重要的是要意识到自己的精神状况，积极听取团队其他人的意见——在这种情况下，他们可能比我更能敏锐地看到问题。了解自己的精神储备至关重要！此时谨慎的做法可能是：对于那些刚刚参与此病例的人的建议，我们应将自己的心理默认状态设定为"接受"，而非"否定"。团队合作是攻坚克难的基础，而团队合作的关键是开放的沟通，包括接受建议。

类似此例患者的出血状况，还可能有时间将患者从 ICU 转移到手术室；但灾难性的动脉出血可能因心脏压塞而迅速致命，须立即在 ICU 进行开胸探查。源于静脉出血的病例，往往有机会一边为患者输血，一边转移到手术室，随着中心静脉压（CVP）的下降以及心包腔压力的上升，出血会减慢。因此，此时可谨慎地夹闭胸管，在血流动力学状态崩溃之前，夹闭胸管可明显减缓出血。当然，能够在手术室中进行外科修复，包括应用体外循环，是更为理想的选择。因此，在可能的情况下，应就地复苏，而后转移到手术室做进一步的治疗。

一经找到出血的源头，可以先尝试简单的"8"字缝合，这样做完全有可能成功止血。但如果出血量大，即使是静脉源性的出血，也往往难以轻松完成止血，尤其是在人员缺乏、缺少得力助手的情况下。此时，最为谨慎的做法是首先控制出血，将忙乱的抢救工作暂停一下，等待外科团队其他人员到场，而后采用一种慎重且连续的方式来解决此类灾难性问题。

参考文献

[1] Dunning J, Nandi J, Ariffin S, et al. The cardiac surgery advanced life support course (CALS): delivering significant improvements in emergency cardiothoracic care. Ann Thorac Surg, 2006,81(5):1767–1772.

[2] Charalambous CP, Zipitis CS, Keenan DJ. Chest reexploration in the intensive care unit after

cardiac surgery: a safe alternative to returning to the operating theater. Ann Thorac Surg, 2006,81:191–194.

[3] Whelehan DF, McCarrick CA, Ridgway PF. A systematic review of sleep deprivation and technical skill in surgery. Surgeon, 2020,18:375–384.

[4] Wilson SM, Au FC. In extremis use of a Foley catheter in a cardiac stab wound. J Trauma, 1986,26:400–402.

[5] Feliciano DV, Burch JM, Mattox KL, et al. Balloon catheter tamponade in cardiovascular wounds. Am J Surg, 1990,160(6):583–587.

12

体外循环期间的低氧血症

Antonia Kreso   Serguei Melnitchouk

ⓟ 问题的发生

　　心脏外科领域的亚专业化程度越来越高，如果要树立临床实践的榜样，则必须努力集中精力，才有可能成为某一亚专业的领导者。我选择的专业是瓣膜性心脏病和结构干预（包括二尖瓣修复）。当今，对于涉及二尖瓣后瓣叶退行性疾病的修复率低于 95%，这是不可接受的。而此时此刻，我正前往手术室去为一名 61 岁女性患者进行二尖瓣手术。该患者同时患有高血压和偏头痛。入院前表现为劳力性气促，确诊患有严重的二尖瓣反流，因此，这次手术的首要任务就是修复二尖瓣。术前的超声心动图检查提示射血分数为 75%，主动脉瓣正常，三尖瓣轻度反流，二尖瓣柔韧、孤立性后瓣叶脱垂。我们计划通过右胸小切口入路进行手术。

　　我选择股动、静脉插管来建立体外循环，将心脏停搏液顺行灌注管置于升主动脉。顺利建立体外循环后，阻断主动脉并顺行灌注心脏停搏液，很快心脏便停止了跳动。一切似乎进展顺利，灌注师报告已经达到目标水平的全流量。此时，呼吸机已关闭，我坐在手术椅上，切开心包。正当我分离后房间沟、准备切开左心房进行二尖瓣成形时，麻醉医生告诉我患者的血氧饱和度仅为 88%，实际上，自打体外循环开始后，血氧

A. Kreso · S. Melnitchouk (✉)
Department of Surgery, Massachusetts General Hospital, Boston, MA, USA
e-mail: Smelnitchouk@mgh.harvard.edu

A. Kreso
e-mail: akreso@mgh.harvard.edu

© The Author(s), under exclusive license to Springer Nature Switzerland AG 2022
T. M. Sundt et al. (eds.), *Near Misses in Cardiac Surgery*,
https://doi.org/10.1007/978-3-030-92750-9_12

就在逐渐下降。我有些不爽，此时必须把注意力从瓣膜修复退回到解决这个体外循环灌注的问题上。而正当我琢磨着也许过一会儿问题就会自己消失时，麻醉医生抱怨道：血氧饱和度已经降至 84% 了。怎么会这样？！灌注师告诉我说他们给了 100% 的纯氧，并且灌注流量也没有任何问题。

Ⓢ 解决方案

我深深地吸了一口气，我知道此时最迫切需要解决的问题是低氧血症，而非二尖瓣反流。我需要全面了解每一个环节的进行状态。我先看了一眼腹股沟处的插管，只是一瞬间，我便惊呆了——动、静脉管路中的血液颜色几乎是一样的。我马上意识到：体外循环的氧合器没有工作！我让灌注师立即确认体外循环的各种管路有没有连接好。发生此类情况，首先就要从氧气管与氧合器的连接状态开始核查 —— 我的天！中央供氧竟然没有和氧合器连接！这很可能是在把体外循环机向前推、以便更靠近术野时造成的。灌注师立即连接好氧气管，动脉管中血液的颜色慢慢红起来，血氧饱和度终于恢复到了 100%。现在我终于可以松口气，将注意力集中在二尖瓣的修复操作上了。这是一个低级错误，非常容易纠正。但即使如此，手术连续性的中断仍会令人感到不爽，而这种"不爽"可能会造成继发的错误和事故。我清楚地知晓这一问题，因此，我认为我需要暂停一下，缓一缓，然后重新集中注意力，同时告诉大家：如果大家看到我开始做什么蠢事，不管任何人，都请一定大声地讲出来，不要有任何顾虑。我深刻地意识到此时的我仍然处于相对脆弱的精神状态中，我需要获得所有可以获得的帮助。幸运的是，后续的手术进展得很顺利，我成功地完成了二尖瓣成形，患者的术后情况也非常理想。

Ⓓ 讨 论

氧合问题可以分为两类。一类是急性缺氧，即原本应输送给静脉血的氧气量急剧减少，这可以通过动脉管路颜色的改变进行判断，鲜红色的血液会变为深红色。如果发生这种情况，首先应为患者提供氧气。如果此时心脏仍在跳动，且有血液流经肺部，则应恢复肺部通气以提高氧供给。同时，需要检查体外循环设备的供氧系统，确认氧气的管道连接正常。如果连接断开（恰如本病例），只需重新连接氧气管路即可快速解决问题。然而，如果连接正常，则应优先将氧合器连接到新的氧气源。为此，应将一个新的氧气瓶放置在手术间，在必要时直接连接到氧合器上；如果这样做仍无法解决问题，则说明氧合器本身无法正常工作。

另一类是氧合器本身存在故障，这种情况通常并不表现为突发，而是在体外循环开始一段时间后才出现，其典型特征是动脉氧分压（PaO_2）下降和二氧化碳分压（PCO_2）升高。灌注师可以通过增加吸氧浓度（FiO_2），用氧气来"冲刷"膜肺来纠正这些异常的数值；如果仍然无法解决问题，则应更换氧合器。氧合器故障可能是微孔堵塞造成的，而微孔堵塞则可能是蛋白质渗漏、血小板计数过高或出现血凝块导致的。

在主动脉阻断、体外循环处于全流量的时候更换氧合器是一件非常有挑战性的工作。如果患者的心脏还在跳动，即使并没有完成充分的复温，也可以通过呼吸机通气辅助体外循环的撤停；如果在主动脉阻断期间发生此类问题，可以通过开放主动脉阻断钳、心脏按压来赢得时间更换氧合器。显而易见，在执行此类抢救性操作时，只有在缝闭了所有心腔切口后才是安全的。最危险的情况发生在心腔仍开放时需要更换氧合器，例如刚刚切除主动脉瓣、正在清理创面时发生此类情况。鉴于此，在将要开始一系列不可逆性操作（或难于逆转的操作）前，一定要保证台上、台下各个部门的人员充分沟通，确保体外循环装置工作正常，这一点至关重要！在核工业领域，这些所谓的"单点漏洞"或"单点故障"是绝对的关注焦点，需要高度重视和非常清醒。

一旦需要更换氧合器，手术间内必须有另外一名灌注师来帮助操作。应在手术间内备好新的氧合器和相应的管线（包括热交换器和温度传感器）。完成了辅助管线的连接后，灌注师需要尽可能快速地完成氧合器的更换：首先钳闭连接于患者的动脉和静脉插管，而后将与膜肺连接的动脉、静脉、停搏液灌注管及桥接旁路钳闭；此时便可以更换新的氧合器，而后再将上述管路与新的氧合器逐一连接。继之对系统进行排气。为了安全、充分地排气，需要开放静脉和动脉管路之间的桥接旁路（该旁路在体外循环转机期间保持夹闭状态），而连接于患者的管路仍保持夹闭状态。这样，就可以保证气体不会意外进入动脉系统，灌注团队可对新的氧合器进行预充。一旦完成系统的充分排气，就可以移除各个管路的夹闭钳，恢复体外循环转机。

Ⓛ 附加病例

·问题的发生

那时，我刚刚完成了第一年的实习，这可能是我职业生涯中压力最大的一年。我已经开始建立起一个患者转介通道，并且很高兴看到来自某个私人医院介绍来的患者。当然，这类机构通常只会向科里的负责人推介患者，而今天，这位负责人恰巧外出了。他们介绍来的患者是一名65岁女性，患有继发于先天性二叶主动脉瓣的主动脉瓣狭窄，症状很严重。她没有冠状动脉病变史，而我所要做的就是一个主动脉瓣置换。我在升主动脉插入动脉管，在右心房置入双级静脉插管，然后开始体外循环，将患者体温降至34℃。正要阻断主动脉时，寻呼机响了。我做了一个明智的决定：在阻断主动脉之前，看看是否有什么紧急事情呼叫我。巡回护士替我回复电话给 ICU，原来他们是想问我可否将我的一个病情稳定的患者转出 ICU。这个让人分神的小插曲令我有些恼火，我简单地回答了一句"可以"，就立即将注意力重回到手术操作上。正重新准备阻断主动脉时，我惊讶地发现动脉插管中的血液看起来出奇的黑。我问灌注师氧合器是否正常，他们竟惊恐地回答："不！不正常！"

·问题的解决

我现在面对的是一名正在人工心肺机上转流、却没有氧合的患者！所幸，患者还有两个功能正常的肺。在这种情况下，应对氧合器故障的核心原则是脱离体外循环，让患者通过呼吸机进行氧合。赢得时间后，再将注意力转移到如何修复氧合器这个问题上，那时就不再有时间压力了。

我让麻醉医生立即为患者恢复辅助通气，与此同时，灌注团队开始排查氧合器发生故障的原因。由于患者仍有心跳，也没有阻断主动脉，因此，我要求灌注师马上停止体外循环，直至他们找到帮手并排除了体外循环的故障再来转机。很快，他们发现低氧并不是氧气源与氧合器中断导致的，而是氧合器本身存在问题，必须更换。这时，另一位灌注师带着新的氧合器来到手术间。夹闭与患者连接的管路，更换氧合器，系统排气。所有这些步骤，即使两位经验丰富的灌注师一起操作，也着实花了几分钟的时间。

幸运的是，发生问题的时候，患者的心脏还在跳动；如若不然，我将被迫一边进行心脏按摩，一边等着更换氧合器。一个理想的核查点是，在采取不可逆（或难以逆转）的操作（例如停止心脏跳动）之前，永远都要与灌注师对体外循环装置进行功能确认。回到这个病例，只能说我们是幸运的，虽然 ICU 的寻呼打断了我们的节奏，但短暂的延迟让我们避免了一场无妄之灾。

参考文献

[1] Webb DP, Deegan RJ, Greelish JP, et al. Oxygenation failure during cardiopulmonary bypass prompts new safety algorithm and training initiative. J Extra Corpor Technol, 2007,39 (3):188–191.

[2] Soo A, et al. Successful management of membrane oxygenator failure during cardiopulmonary bypass—the importance of safety algorithm and simulation drills. J Extra Corpor Technol, 2012,44(2):78–80.

[3] de Leval MR, Carthey J, Wright DJ, et al. Human factors and cardiac surgery: a multicenter study. J Thorac Cardiovasc Surg, 2000,119(4 Pt 1):661–672. https://doi. org/10.1016/S0022-5223(00)70006-7 PMID: 10733754.

[4] Wiegmann DA, ElBardissi AW, Dearani JA, et al. Disruptions in surgical flow and their relationship to surgical errors: an exploratory investigation. Surgery, 2007,142 (5):658–665. https://doi.org/10.1016/j.surg.2007.07.034 PMID: 17981185.

13

心肌保护的挑战

Brittany Potz   George Tolis

(P) 问题的发生

　　在主动脉根部手术领域，我在业内有了一定的声望，虽然由此也让工作面临一些挑战，但我依然感觉甚是欣慰。刚刚收治了一名 68 岁的男性患者，他在 15 年前接受了同种异体主动脉瓣置换。在那个时代，人们对这些同种移植物的长期耐用性抱有很高的热情。遗憾的是，这种乐观情绪被证明是错误的。我看到患者此时的主动脉根部已经严重钙化，瓣膜出现重度反流。需要说明的是，这位先生还在他的左前降支（LAD）上搭了一条左胸廓内动脉（LITA）血管桥，现在 LAD 的近心端已经完全闭塞，但桥血管供血依然非常满意。一名新来的住院医生作为我的助手洗手上台，他很高兴能够参与这个"伟大的案例"；同时，对于该病例的心肌保护措施他也带着很多问题想去学习，因为这恰巧是上周他们学习的内容。

　　开始手术，我顺利地锯开了胸骨。粘连并不严重，只有那么一点点。这让我很快就将右心房和上下腔静脉之间的心包分离开，并迅速地分辨出自体升主动脉及其下方的同种异体带瓣血管，这东西已经硬得像一块

B. Potz

Department of Surgery, Massachusetts General Hospital, Boston, MA, USA
e-mail: bpotz@mgh.harvard.edu

G. Tolis (✉)
Department of Surgery, Brigham and Women's Hospital, Boston, MA, USA
e-mail: gtolis@partners.org

© The Author(s), under exclusive license to Springer Nature Switzerland AG 2022
T. M. Sundt et al. (eds.), *Near Misses in Cardiac Surgery,*
https://doi.org/10.1007/978-3-030-92750-9_13

石头（钙化），但是有一段柔软的自体升主动脉可以方便插管和置入主动脉阻断钳。在左肺内侧心包外找到 LIMA 桥血管，并将其用硅胶带控制住。注入肝素后，在升主动脉插管，通过右心耳置入二级静脉插管。尽管多次尝试经右心房置入心脏停搏液逆行灌注管，但仍然无法送入冠状静脉窦。患者有严重的主动脉瓣关闭不全，单纯依赖主动脉根部顺行灌注心脏停搏液无法使心脏实现舒张期停搏；同时，由于心室前壁是由 LIMA 完全供血、LAD 近心端闭塞，因此，顺行灌注无法理想地保护心室前壁心肌。

Ⓢ 解决方案

我意识到：对于这个病例而言，逆行灌注极为重要。既然如此，我可以选择切开右心房，直视下将逆行灌注管置入冠状静脉窦。因此，我不得不移除了二级静脉插管，代之以上腔静脉（SVC）和下腔静脉（IVC）插管。体外循环开始后，收紧了 SVC 和 IVC 的紧缩带，用一个小的"哈巴狗"阻断了 LITA；阻断主动脉，切开右心房，直视探查以防漏诊卵圆孔未闭（PFO，事实上这一情况经常发生）。将逆行灌注管置入冠状静脉窦，并开始持续注入心脏停搏液。助手帮助稳定灌注管的位置，我则在冠状静脉窦口缝置了一根荷包缝线，收紧，确保停搏液灌注心肌，使心脏在充分松弛的状态下停止搏动。尽管面临一个长时间的手术，但我们已经不再担心心肌保护的问题。

Ⓓ 讨 论

对于需要进行主动脉阻断和心脏停搏液灌注的所有心脏直视手术，充分的心肌保护是最为重要的一环，尤其是对于预计心肌缺血时间长的手术更是如此。就本病例而言，患者曾行冠状动脉手术，目前罹患严重的主动脉瓣关闭不全，面对如此复杂的手术，仅仅从主动脉根部做顺行灌注是不够的（无论是通过加压根部还是通过冠状动脉开口直接灌注）[1]。由于存在明显的主动脉瓣关闭不全，初始诱导剂量的心脏停搏液根本无法将主动脉根部的压力提高至必需的水平；即使是通过冠状动脉开口进行直接灌注，也会由于患者特殊的病理解剖结构（前侧壁血供是通过 LIMA 桥血管实现的），而使得心脏前侧壁灌注不足。因此，逆行灌注对于实现充分的心肌保护是必要的 [2-3]。

　　即使是最有经验的外科医生有时也会无法将逆行灌注管插入冠状静脉窦。这可能是因为窦口较小，但更常见的原因是因为右心房内存在较多的 Chiari 网状结构。使用经食管超声心动图（TEE）不但有助于确认逆行灌注管尖端送入窦口的深度，还可以帮助减少对心脏的操作以及直接进行无创伤的冠状窦插管[4]。此外，通过 TEE 可以准确测量冠状静脉窦口的大小。如果窦口小于 8 mm，可以尝试使用口径较小、带有手动充气球囊的导管，通过窦壁的挤压使导管得到固定；相反，使用带有自动充气球囊的较大导管则可能无法送入冠状静脉窦口。如果所有这些尝试都失败，则应考虑 SVC 和 IVC 分别插管并环套紧缩带，这样就可以通过切开右心房、直接暴露冠状窦口进行插管，而后通过荷包缝线将导管固定到位；最后将导管球囊充气，并小心地回拉导管，直至球囊在荷包缝线的作用下稳定在窦入口处[5]。这样的一套操作可以提供极好的心肌保护，有效地消除逆行灌注心脏停搏液的"致命弱点"，即：导管尖端插入过深，错过一些重要的冠状静脉支流，导致心脏停搏液无法充分输送到这些静脉引流的心肌区域。在保护不足的情况下进行心脏手术是完全不可接受的！

　　对于既往曾接受过胸廓内动脉（ITA）旁路移植手术的患者，另一种心肌保护的替代方法是全身降温，任由 ITA 不受控制地灌注 LAD 分布区，同时逆行灌注停搏液至心脏的其余部分。多位学者已证实，这一灌注策略对于冠状动脉旁路移植术后行主动脉瓣置换的患者是有效的[6-7]。需要注意：应维持足够的收缩压以灌注 ITA 的分布区，同时要规律地进行逆行灌注，以保护其他区域的心肌。关于全身降温程度，这仍然是一个有争议的问题，事实上也没有很好的数据支持，但通常为 32~34℃。在这种特殊情况下，如果预期的手术较为复杂，全身降温的心肌保护效果不如控制 ITA、保持完全电机械活动停止那么理想。

参考文献

[1] Gundry SR, Razzouk AJ, Vigesaa RE, et al. Optimal delivery of cardioplegic solution for "redo" operations. J Thorac Cardiovasc Surg, 1992,103(5):896–901 PMID: 1569772.

[2] Mehasche P, Subayi JB, Piwnica A. Retrograde coronary sinus cardioplegia for aortic valve operations: a clinical report on 500 patients. Ann Thoracic Surg. 1990,49:556–64. https://

www.annalsthoracicsurgery.org/article/0003-4975(90)90301-L/pdf.

[3] Nirupama T, Gerald L, Nan E, et al. Can retrograde cardioplegia alone provide adequate protection for cardiac valve surgery? CHEST J, 1999,115(1):135–139.

[4] Aldea GS, Connelly G, Fonger JD, et al. Directed atraumatic coronary sinus cannulation for retrograde cardioplegia administration. Ann Thorac Surg, 1992,54(4):789–790. https://doi.org/10.1016/0003-4975(92)91036-9 PMID: 1417247.

[5] Chitwood WR. Retrograde cardioplegia: current methods. Ann Thorac Surg, 1992,52:352–355.

[6] LaPar DJ, Yang Z, Stukenborg GJ, et al. Outcomes of reoperative aortic valve replacement after previous sternotomy. J Thorac Cardiovasc Surg, 2010,139(2):263–272. https://doi.org/10.1016/j.jtcvs.2009.09.006 PMID: 20006357.

[7] Park CB, Suri RM, Burkhart HM, et al. What is the optimal myocardial preservation strategy at re-operation for aortic valve replacement in the presence of a patent internal thoracic artery? Eur J Cardiothorac Surg, 2011,39(6):861–865. https://doi.org/10.1016/j.ejcts.2010.11.007 PMID: 2122771.

14

体外循环静脉贮血器打空

Myles E. Lee   Thoralf M. Sundt

Ⓟ 问题的发生

我被叫去会诊一名 83 岁的肥胖患者，她因突发呼吸困难从另一家医院转入我院 ICU。入院体检时发现双肺有散在啰音。多普勒超声心动图提示为 4+ 级二尖瓣关闭不全、后叶连枷和左心室动力亢进。心导管检查显示冠状动脉正常。但就在置入心导管后不久，患者突然出现低血压、心动过速和呼吸急促，需立即入住心脏重症监护室（CICU）。心脏科团队认为造影剂所造成的容量负荷超过了患者的耐受极限，因此建议我们立即手术。我原本想用主动脉内球囊反搏暂时辅助一段时间，但我猛然想起了之前遭遇的一名 80 多岁的血管病变患者，在置入反搏球囊后不久，足部就被大量的胆固醇栓塞。因此，我建议采取急诊手术。结构方面的问题需要通过结构的修正来解决。

患者进入手术室时，心率已经达到 110 /min，右心房压高达 29 mmHg，心指数（CI）仅有 1.3 L/（min·m^2）。刚刚插入气管插管，患者再次出现严重低血压。我们以最快的速度完成消毒、铺巾，一边开胸，一边要求给予全剂量肝素。我选择 24 F 主动脉灌注插管和一根二级静脉引流管，以最快速度建立了体外循环。

M. E. Lee
Department of Cardiothoracic Surgery, Centinela Hospital Medical Center,
Inglewood, CA, USA

T. M. Sundt (✉)
Division of Cardiac Surgery, Massachusetts General Hospital, Boston, MA, USA
e-mail: tsundt@mgh.harvard.edu

患者的大血管正常，右心房有些扩张，心室大小和收缩力正常，没有透壁心肌梗死的表现。然而，体外循环刚开机不久，灌注师就告诉我氧合器中的液平迅速下降，已经无法维持全流量灌注。我瞬间感觉后背发凉，一种不祥之感传遍全身。一定是有什么可怕的事情发生了，此时所有人都将目光盯在我的身上。

ⓢ 解决方案

是的！我看到患者的右心已急剧膨胀，置入的二级静脉插管完全起不到减压的作用。我快速检查了整个管路，确认没有扭结、夹闭，静脉插管的尖端似乎也位于下腔静脉（IVC）中的正确位置。然而，当触摸腔静脉时，我感觉到一种酷似海绵的触感，这种感觉不对。虽然仍不能确定造成静脉无法引流的根本原因，但我确定得马上做出改变！

我决定用上、下腔静脉插管来代替二级静脉插管。于是，在上腔静脉（SVC）与右心房交界处的正上方缝置荷包缝合线；中断体外循环，将两个单级静脉引流插管与"Y"形接头连接；夹闭二级静脉插管，并将其从静脉管路上切断，为"Y"形接头腾出空间。夹闭新的 IVC 插管后，将另一个插管插入 SVC，以恢复氧合器的静脉回流。现在至少有部分流量了。我移除二级静脉插管后观察，惊讶地发现其腔内竟然有 4 个独立的血栓，每个血栓长 10 cm，直径 1 cm。它们看起来简直就像股深静脉或骨盆静脉的"铸件"！我快速插入新的 IVC 插管并恢复全流量，右心系统的减压立竿见影。我深呼了几口气，随后顺利完成了二尖瓣成形。

Ⓓ 讨 论

本例患者右心减压失败是来自骨盆静脉和下肢深静脉系统的多个栓子堵塞二级静脉引流管所致。患者出现的严重低血压使其必须立即进入手术室手术，并在完成气管插管后快速开胸；而这种低血压可能就是反复肺栓塞所致。事实上，患者在入院时只能在双肺底听到轻微的啰音，这更符合肺栓塞的诊断，而非二尖瓣关闭不全加重所致；后者主要表现为经强化利尿后依然显著的肺水肿。术中所见的二尖瓣，仅表现为黏液样变性。

其他可导致静脉回流受阻的原因包括：二级静脉插管位置不当，例如插管尖端位于右心室而非 IVC；或插管尖端导致 IVC 穿孔，而插管本身又阻碍了来自腔静脉血液的引流；甚至也可以是因较细的二级插管被插入了严重扩张的冠状窦口。在使用两个独立的上、下腔静脉插管时，如果发生静脉引流不畅，则可能是由于紧缩带被置于上、下腔静脉插管的远心处，这相当于结扎了 SVC 或 IVC，必然会导致静脉回流受阻。另一种可能是永存左上腔静脉经冠状静脉窦引流进入右心房，而这部分血液无法通过上、下腔静脉插管来充分地引流，或者是上、下腔静脉插管位置远离右心房，导致奇静脉或肝静脉回流受阻。SVC 插管偏向背侧，也可导致奇静脉回流受阻。无论是二级静脉插管还是上、下腔双静脉插管，静脉管路弯折均可导致静脉引流受阻，这一原因较为常见。静脉管路被夹闭、气栓等原因导致血流无法在重力作用下引流至氧合器。气栓可以来自心房荷包缝合周围，或者是其他未被发现的组织撕裂点，多见于无名静脉与 SVC 的交汇处。术中发生的急性主动脉夹层也可能会导致静脉回流受阻。

参考文献

[1] Schabel RK, Berryessa RG, Justison GA, et al. Ten common perfusion problems: prevention and treatment protocols. 987. J Extra Corpor Technol, 2007,39:203–209.

[2] Matte GS, Howe RJ, Pigula F. A single-center experience with luminal venous cannulae obstruction caused by clot formation during bypass. J Extra Corpor Technol, 2013,45(1):55–57.PMID: 23691786

15

麻醉诱导期心搏骤停

Sameer Lakha   Michael G. Fitzsimons

ⓟ 问题的发生

　　成功地完成了今天的第一台手术，我和第二位准备手术的患者打了声招呼，便赶去办公室完成一些文书工作，顺带把手术记录录好音。手术室切台需要时间，术前还得进行麻醉诱导，这个档期我想我甚至可以把午饭都给解决了。第二台手术的患者罹患三支冠状动脉病变，虽然射血分数尚好，但需要进行旁路移植。用这样的手术来结束这一天的工作是再好不过了！冠状动脉造影提示患者的冠状动脉为右优型，左冠状动脉主干闭塞 75%，后降支动脉狭窄 90%。除了平均肺动脉压轻微升高到 20 mmHg 以上外，其他的心脏检查结果并不令人担心。

　　我的思绪忽然间被传呼机的哔哔声给粗暴地打断了。发来的消息有点含混不清：也不知道手术室是通知我"已经准备好了"，还是说有其他的事情要找我。不管怎样，我都得尽快回到手术室。

　　还没走进手术室，我就感受到了一阵混乱和紧张，事实上场面确实很紧张。我这个"例行"的第二例手术患者，在手术还没有开始的时候，心脏就停跳了。正在手术室的团队人员已经开始了胸外按压。麻醉医生告诉我，中心静脉置管并不复杂，后续的麻醉诱导也很顺利。标准的诱导流程，麻醉剂、诱导剂、肌松剂顺序给入，而后预防性给予抗生素——

S. Lakha · M. G. Fitzsimons (✉)
Division of Cardiac Anesthesia, Department of Anesthesia, Critical Care, and Pain Medicine,
Massachusetts General Hospital, Boston, MA, USA
e-mail: mfitzsimons@mgh.harvard.edu

T. M. Sundt et al. (eds.), *Near Misses in Cardiac Surgery*,
https://doi.org/10.1007/978-3-030-92750-9_15

这一切就和其他病例一样，没人会想到突然发生这样的循环崩溃。待麻醉医生进一步交代病情前，巡回护士跑来问要不要呼叫院内抢救小组。我心一沉，犹如过山车一般，这台手术竟然以这样的方式开始。

"没这个必要。"我回答道，我觉得眼下在手术室里的这些熟悉的面孔完全可以应对抢救。我让巡回护士出去再叫几个帮手过来，麻醉医生那里也一样多叫几个人来帮忙应对——在这样的紧张环境下，最好是多叫几个人，人多力量大，点子多。在我消毒、铺巾的时候，灌注师在准备循环管路和各类插管的连接预充等工作。虽然胸外按压有效，但人的肌肉是会疲劳的，而机器则不会。

麻醉团队正在回顾监护仪上的数据，并用超声做进一步的检查。没有证据显示中心静脉导管置入后导致气胸，没有心脏压塞的超声表现，也没有急性右心室负荷增加的表现。麻醉团队报出的通气量是满意的，但他们依然在对气管插管的位置进行核查，同时也在讨论为什么患者肺的顺应性那么差。患者皮肤上开始出现类似荨麻疹一样的大片红疹。我们为其注射了苯肾上腺素和血管升压素。

患者的自身循环开始恢复，但在使用了大量升压药的情况下其血流动力学状况依然非常脆弱。我准备开胸，"体外循环准备"，直至目前，依然找不出循环崩溃的明确原因。

"等等！"就在这时，一位麻醉医生用比较镇静的语气发出声音，他发现：患者的心搏骤停是发生在使用抗生素后不到 2 min。

⑤ 解决方案

病历里写明：患者有 β–内酰胺类药物过敏史。而低血压、荨麻疹、喘息和支气管痉挛等症状的全面出现直指是发生了过敏反应。我们立即将吸氧浓度调整至 100%，输注晶体溶液扩容，并单剂推注肾上腺素 200 μg，之后连续滴注。二线治疗包括给予抗组胺药和皮质类固醇。给予患者吸入式 β2 受体激动剂。抽血送实验室测定血清类胰蛋白酶水平。患者的血流动力学状态逐渐改善，团队一致认为推迟手术对患者和医护人员来说都是最佳选择。

⑩ 讨 论

过敏反应是导致围手术期心搏骤停的潜在原因之一。心脏外科患者可能会接触到很多干预措施，包括抗生素、血液制品、肝素等多肽和扩容剂等，而这些措施有时会将患者置于危险之中。

过敏反应并不是引起围手术期心搏骤停的唯一原因。关于术中心搏骤停的数据资料很有限，针对心脏手术人群的可用数据就更少。一项研究发现：接受胸内手术的患者，其心搏骤停的发生率达 0.35%；但所有手术患者的心搏骤停发生率估计通常低于 1%。发生围手术期心搏骤停的危险因素包括新生儿、儿童和老年人，以及美国麻醉医师协会（ASA）分级较高、创伤和急诊手术者。大多数围手术期心搏骤停是由于用药后发生的气道梗阻。一旦发生围手术期心搏骤停，便意味着并发症发生率和死亡率会上升。

心脏外科患者的风险尤其高，包括患有肺动脉高压和右心功能障碍、射血分数降低的主动脉瓣狭窄、伴有二尖瓣收缩期前移（SAM）的肥厚型梗阻性心肌病（HOCM）、心脏压塞和严重的左冠状动脉主干病变者。在麻醉诱导过程中，由于肺血管阻力升高和右心室灌注受损，可能会突然发生高碳酸血症和血管扩张，这将导致肺动脉高压和右心功能急剧恶化。有"低流量、低压力阶差"主动脉瓣狭窄的患者，可能会因使用某些诱导剂而导致心室收缩力下降，进而停搏。心室前负荷的下降及外周血管的扩张可能会加重 HOCM 患者因 SAM 所导致的左心室流出道梗阻。在麻醉诱导和启动正压通气时，心室前负荷会下降，进而导致罹患心脏压塞或其他梗阻性病变者迅速发生失代偿。全身麻醉诱导引起的血流动力学变化也很容易导致左冠状动脉主干严重病变的患者受到进一步的损伤。

在缺乏严格的研究或指南的情况下，"谨慎"二字是指导医务人员应对这些高风险患者的准则。所有团队成员都应意识到更高的风险并理解他们各自在应急响应中应发挥的作用。应意识到：适当的侵入性监测、确保足够的静脉入路及药物可以抵消因麻醉诱导所导致的血流动力学变化，这一点至关重要。对于有心脏传导阻滞风险或可能需要体外起搏的患者，可以使用并连接体外除颤器电极片。在麻醉诱导期间，应做好体外循环的设备及人员准备。在诱导前建立股动脉和静脉通路可以在紧急状态下启动体外循环或体外膜氧合（ECMO）。对于心脏手术的患者，合理的监测有助于及时发现病情恶化及其潜在病因。经食管超声心动图可能提示以前未发现的心脏病变。

有效的心肺复苏始于高质量的胸外按压和适当的药物治疗。在心脏手术间进行抢救，可以快速建立体外循环——这将会减轻医疗团队成员的任务负担，同时，能让我们快速发现问题，并通过手术纠正问题。

如果拟手术解决的原始疾病并非心搏骤停的原因，而且经过抢救自主循环已经恢复，那么，摆在眼前的问题就是：一旦找到心搏骤停的原因并进行了处理，手术是否还要按原计划进行？是否应等患者有所康复或苏醒后再做尝试？虽然去纠正拟手术解决的原始疾病问题，可以使患者将来无须再经历高风险的麻醉诱导，但因全身缺血和再灌注引起的心搏骤停后综合征可能会在 48~72 h 导致多器官功能障碍，无论是否采用体外循环都会面临这样的情况。唤醒患者，而不是继续原计划的手术治疗，将赢得时间进行神经系统评估，还可以进行有针对性的体温管理。预测评分有助于评估心搏骤停的预后，但这些评分体系尚未在拟行心脏手术的人群中得到具体验证。因此，关于预后问题，目前并没有明确的答案，应与麻醉医生、心内科专家和患者家属共同做出决策。

参考文献

[1] An JX, Zhang LM, Sullivan EA, et al. Interoperative cardiac arrest during anesthesia: a retrospective study of 218,274 anesthetics undergoing non-cardiac surgery in a US teaching hospital. Chinese Med Journal, 2011,124:227–232.

[2] Awad H, Smith S, Shehata I, et al. Con: adult cardiac surgery should not proceed in the event of cardiac arrest after induction of anesthesia. J Card Vasc Anesth, 2020,34:1666–1668.

[3] Mongardon N, Dumas F, Ricome S, et al. Postcardiac arrest syndrome: from immediate resuscitation to long-term outcome. Ann Intensive Care, 2011,1–45.

[4] Levy JH, Adkinson NF. Anaphylaxis during cardiac surgery: implications for clinicians. Anesth Analg, 2008,106:392–403.

[5] Nunnally ME, O'Connor MF, Kordylewski H, et al. The incidence and risk factors for perioperative cardiac arrest observed in the national anesthesia clinical outcomes registry. Anesth Analg, 2015,120:364–370.

[6] Rasul K, Awadallah D, Mathieu W, et al. Pro: adult cardiac surgery should proceed in the event of cardiac arrest after induction of anesthesia. J Card Vasc Anesth, 2020,34:1663–1665.

16

应用体外循环的心肺复苏

Jerome C. Crowley

Ⓟ 问题的发生

在我的认知中，充沛的精力、良好的亲和力和优秀的实践能力是胜任临床工作的三大关键。此时，我正集中注意力与一位心内科同事一起读片。患者是一名因非 ST 段抬高心肌梗死（NSTEMI）而行冠状动脉造影的糖尿病患者。突然，导管室另一个房间的抢救警报响起，紧急求助的呼叫打断了这一切。我赶紧跑到那个房间，看到医生护士们正在进行心肺复苏（CPR），抢救小组正在尝试给患者插入气管插管以开放气道。一位护士向我介绍了患者的病史：这是一名 50 多岁的男性患者，突发剧烈胸痛，胸前导联 ST 段抬高。在试图对左冠状动脉进行干预时，患者突发室性心动过速（简称室速），并迅速恶化成为心室颤动（简称室颤）。仅在胸外按压时可以见到动脉压力波的脉动；尽管遵循高级心脏生命支持（ACLS）方案进行了抗心律失常和除颤等治疗，但室颤依然持续。

我认为尚有挽救成功的机会，于是立即寻呼 ECMO 团队洗手上台，行 ECMO 的动静脉置管，而后，在 X 线透视引导下，置入适当尺寸的插管并将其连接到 ECMO 回路。随着体外支持的启动，患者的血流动力学状态立即得到改善，去甲肾上腺素可以减量了，患者的心律也转变为缓慢的交界性心律。患者的皮肤花斑开始好转。当呼吸治疗师面对着气管

J. C. Crowley (✉)

Department of Anesthesia, Massachusetts General Hospital, Boston, MA, USA

e-mail: jccrowley@mgh.harvard.edu

T. M. Sundt et al. (eds.), *Near Misses in Cardiac Surgery*,

https://doi.org/10.1007/978-3-030-92750-9_16

插管内涌出的粉红色泡沫样痰开始担忧肺水肿时，我已经脱掉手套，把手术台让给介入医生，让他们可以重新开始评估患者的冠状动脉病变。我走到手术台头侧，与重症监护医生一起评估情况，看见一股又一股粉红色泡沫样痰不断从气管插管中涌出，尽管使用了呼气末正压，但分泌物依然没有减少的迹象。胸部透视显示气管插管位置适当，但有明显的肺水肿征象。此外，尽管平均动脉血压已经恢复至正常水平，但患者又呈现出持续性室颤。而更糟糕的是，ECMO 引流开始出现问题，重症医学科的医生要求增加容量，但严重的肺水肿让我进退两难、犹豫不决。ECMO 转机后的动脉血气显示动脉血氧饱和度（SaO_2）为 79%。我看到身边那位住院医生正在不解地挠头——ECMO 不正是解决心肺衰竭的利器吗？

肺动脉导管显示中心静脉压（CVP）较低，但肺动脉舒张压却有所升高。我们立即行超声心动图检查以排除心包积液，结果并未发现积液。此时，呼吸治疗师夹闭了气管插管，以阻止持续的容量损失。我意识到必须立即采取有效的措施来抢救存活的心肌，让患者有机会存活、康复。

Ⓢ 解决方案

超声心动图很快发现了问题：患者左心室严重扩张，伴有严重的二尖瓣反流，左室壁无收缩。与介入心脏科同事快速讨论后，我们都认为目前最恰当的方案是放置左心室引流以实现对左心室的减压。在对侧股总动脉建立动脉通路，将经皮心室辅助装置穿过主动脉瓣放置在左心室中，并通过透视和超声心动图确认其位置。

心室辅助装置在较低的辅助水平启动，但与此同时肺动脉舒张压很快开始下降。再一次尝试除颤，这次患者转复为窦性心律，但伴有左束支传导阻滞。小心地开放气管插管阻断钳，肺水肿征象明显消退，肺保护性通气成功启动。

就当前的心肺状况而言，患者已经稳定，剩下的治疗工作交还给了介入同事，他们立即着手解决左前降支动脉的问题——它是核心的罪犯血管。当我离开导管室的时候，一位护士和我挥手道别，说道："要是这里一直有一位心脏外科医生在就好了。"

Ⓓ 讨 论

在心肺复苏抢救中，VA ECMO 有着巨大潜力，我们将之称为 eCPR。它可以逆转一些致命的事件，从而获得良好的预后，尤其是冠状动脉疾病引起的顽固性室速或室颤；此类疾病对 CPR 反应良好，如果能配合及时的心导管检查，则可以实现快速的逆转。有几个因素会影响患者康复的可能性，其中最重要的一点是要最大限度地减少无心肺复苏时的"停机"时间（称为"无流量时间"）。尽管如此，我们必须认识到：虽然 VA ECMO 可以稳定病情、避免终末器官损伤，但它并不能治疗潜在的冠状动脉疾病；同时，对于收缩功能差的心脏，来自 ECMO 回输的血流会增加心脏后负荷，导致心肌耗氧量增加，这会导致左心室膨胀、扩张，进而发生严重的肺水肿。如果不能及时逆转这种情况，心脏和肺部的损伤将成为永久性损伤。

解决这一问题的方法是双重的：首先，对左心室进行引流以减轻膨胀、扩张；其次，行冠状动脉造影以识别存活心肌及可能恢复灌注的急性缺血心肌。有多种技术能够实现左心室引流。第一种方法是通过肺静脉放置一个左心引流管，但这需要手术才能做到，并不十分适合在手术室外抢救的患者。第二种方法是进行房间隔造口术以实现左心减压，目前这是在紧急情况下对左心室减压的标准方法。一种较新的技术是放置经皮左心室辅助装置来对左心室减压。这种方法的优点是不会留下房间隔缺损，并且随着右心室和肺功能的恢复，提高 ECMO 撤机的可能性。缺点是放置该装置需要非常专业的知识和经验、费用高，同时，发生并发症的可能性会增大。当正常大小的心脏从心肌顿抑中恢复时，它可能开始收缩，并与放置在心室腔中的经皮心室辅助装置相触碰，从而引发严重的异位心律和心律失常。如果无法找到放置经皮心室辅助装置的适当位置，那么，移除这一装置是治疗心律失常的最好方法。

与体外循环手术后的情况类似，如果左心室扩张，那么增大的室壁张力将导致心脏难以恢复窦性心律。此时至关重要的是：对左心系统进行及时减压，从而降低心肌耗氧，也减少可能由此导致的心肌梗死。

参考文献

[1] Sidebotham D. Troubleshooting adult ECMO. J Extra Corpor Technol, 2011,43(1):P27–32 PMID: 21449237.

[2] Vallabhajosyula S, O'Horo JC, Antharam P, et al. Venoarterial extracorporeal membrane oxygenation with concomitant impella versus venoarterial extracorporeal membrane oxygenation for cardiogenic shock. ASAIO J, 2020,66(5):497–503. https://doi.org/10.1097/ MAT. 0000000000001039 PMID: 31335363.

[3] Grajeda Silvestri ER, Pino JE, Donath E, et al. Impella to unload the left ventricle in patients undergoing venoarterial extracorporeal membrane oxygenation for cardiogenic shock: a systematic review and meta-analysis. J Card Surg, 2020,35(6):1237–1242.

[4] Yannopoulos D, Bartos J, Raveendran G, et al. Advanced reperfusion strategies for patients with out-of-hospital cardiac arrest and refractory ventricular fibrillation (ARREST): a phase 2, single centre, open-label, randomised controlled trial. Lancet, 2020,396(10265):1807–1816.

术后 ICU 内发生的低血压

Myles E. Lee   Thoralf M. Sundt

Ⓟ 问题的发生

我刚刚为一位有 3 支冠状动脉病变、左心室功能正常的 73 岁患者做了冠状动脉旁路移植术，手术过程顺利；然而，患者术后回到 ICU，前 6 h 就有 1000 mL 的血性胸液从胸管中排出。尽管积极地补充容量，但收缩压仍仅仅维持在 85 mmHg 左右，右心房压、肺动脉压和肺毛细血管楔压分别为 10 mmHg、20/13 mmHg 和 13 mmHg。我开始给患者输注多巴胺，虽然心指数有所上升，但仍低于 1.83 L/（min·m²），患者开始出现少尿。心电图正常，但复查胸部 X 线片提示纵隔增宽，右肺动脉显影不清，而术前可不是这样的。体检发现：尽管充盈压较低，但颈静脉仍怒张。重症医生使用最新式的微型超声仪进行床旁快速超声检查，显示：左心室周围未见明显心包积液！这名具有正常双心室功能的患者，就这么在我的眼皮底下，肆无忌惮地跌入黑洞，没有任何光亮，没有任何信息，而我，要么跟他一起掉进去，要么我就赶快捋清思路，想出办法。

Ⓢ 解决方案

我怀疑患者有心脏压塞，即使他现在的血流动力学参数并没有出现通常所见到的心腔压力升高及左右心压力平衡等特征性改变，但我依然

M. E. Lee
Department of Cardiac Surgery, Centinela Hospital Medical Center, Inglewood, CA, USA

T. M. Sundt (✉)
Division of Cardiac Surgery, Massachusetts General Hospital, Boston, MA, USA
e-mail: tsundt@mgh.harvard.edu

© The Author(s), under exclusive license to Springer Nature Switzerland AG 2022
T. M. Sundt et al. (eds.), *Near Misses in Cardiac Surgery*,
https://doi.org/10.1007/978-3-030-92750-9_17

将患者送回手术室做开胸探查。在上腔静脉和右心房的移行处发现一个 6 cm 大小的血凝块，简直就像小说《格列佛游记》中巨人国里的巨人一样的大拳头压迫着心腔。去除血栓，动脉压立即飙升至 190 mmHg，需要用硝普钠进行控制。再次复查术后胸部 X 线片，心脏轮廓变窄，右肺动脉恢复了应有的可见性。这之后的病程便平安无事了。

Ⓓ 讨 论

非手术原因形成的心包积液（如尿毒症、恶性肿瘤等）呈圆周包裹式的分布，其所引发的心脏压塞往往会对所有心腔产生相对均匀的压迫。对心脏压塞的经典描述是：在一个相对缺乏弹性的心包腔内均匀积聚的液体导致所有心腔均衡受压，引起心腔压力升高且压力均等。在吸气相，右心室的静脉回流增加，但限制了左心室的充盈，心输出量下降，导致心内膜下缺血；在呼气相，肺毛细血管楔压增加，左心室充盈压短时升高，心输出量增加。这也正是奇脉的形成机制。

然而，在心脏手术后，当某一个心腔受到不对称的压迫时，可导致心输出量下降，但却不一定表现出预期的心脏压塞的血流动力学模式。本例患者表现为急性上腔静脉综合征，其原因是巨大的血栓压迫上腔静脉并限制进入右心房的血流。因此，在强化补液后，颈静脉压有所升高，但右心房和肺动脉压仍保持在正常范围内。

心脏手术后，不对称、不均匀的单腔压塞是常见现象，而非例外。所有压塞的最终结果都是低血压和心输出量下降，但血流动力学模式可能表现各异。例如，右心房压塞的特征是在肺动脉压和肺毛细血管压力正常的情况下右心房压力升高。可能需要通过补液测试，以便能将这种差异放大。也有文献报道肺动脉流出道、左心房和左心室受压的病例。

在过去的几年中，有人使用 ^{99m} 锝心室造影来鉴别诊断双心室衰竭和心脏压塞，但有些情况并不适用，本例就属于这种情况。经食管超声心动图已成为鉴别诊断心包压塞的金标准，可以很好地观察局部血栓引起的局灶性压迫，包括右心房压迫或左心房压迫，后者可能更加细微，但我们必须要注意到这一问题。尽管手持式超声心动图的使用越来越普及，但它们无法提供与经胸超声探头一样的高分辨率。

术后心脏压塞需要及时诊断和干预，这是挽救生命的必要手段。术后早期，如果出现意外的或不明原因的血流动力学波动，而心室功能正常，则必须意识到有发生心脏压塞的可能。重要的是，如果没有及早发现，长时间、缓慢的低血压可能导致无脉性电活动（PEA）或心室颤动，如果发生这样的问题，应立即开胸抢救。胸外按压在心脏压塞时无效，因此，切忌在开胸前因此浪费时间。一位资深外科医生告诉过我们：窦性心律……没有血压……开胸，这是十分明智的决策。然而，如果心脏压塞不是主要诊断，那么应审慎地决定是否再次开胸，因为有些心律失常只需胸外电击即可纠治。

迟发性心脏压塞通常见于服用抗凝剂的患者，如果出现脓毒症表现或只是"情况不佳"等问题，应怀疑患者是否发生了迟发性心脏压塞。这种迟发性心包积液通常可以在透视或超声引导下经皮穿刺抽液处理。

参考文献

[1] Lee MD, Gray RJ. Low output state following cardiac surgery. //Gray RJ, Matloff JM.Medical Management of the Cardiac Surgical Patient. Baltimore: Williams and Wilkins, 1990:147–151.

[2] Hutchins GM, Moore GW. Isolated right atrial tamponade caused by hematoma complicating coronary artery bypass graft surgery. Arch Path Lab Med, 1980,104:612–614.

[3] Yacoub MH, Cleveland WP, Deal CW. Left atrial tamponade. Thorax, 1966,21:305–309.

[4] Ashikhmina EA, Schaff HV, Sinak LJ, et al. Pericardial effusion after cardiac surgery: risk factors, patient profiles, and contemporary management. Ann Thorac Surg, 2010,89(1):112–118. https://doi.org/10.1016/j. athoracsur.2009.09.026.

[5] The society of Thoracic Surgeons Task Force on Resuscitation After Cardiac Surgery. The society of thoracic surgeons expert consensus for the resuscitation of patients who arrest after cardiac surgery. Ann Thorac Surg, 2017,103(3):1005–1020. https://doi.org/10.1016/j. athoracsur.2016.10.033. Epub 2017 Jan 22.

18

肺动脉血栓内膜切除术后
血流动力学状态不稳定

Asishana Osho   Nathaniel B. Langer

ⓟ 问题的发生

本周，我的第一个手术患者是一名 38 岁女性。她此前因患有溃疡性结肠炎（UC）曾接受过腹部手术，但术后 2 个月左右发生了严重肺栓塞，这使得情况变得愈发复杂起来。经过溶栓治疗后，患者虽逐渐有所恢复，但仍然存在进行性呼吸困难、肺动脉压升高以及显著的慢性血栓栓塞性肺动脉高压（CTEPH）的影像学证据，因此转诊到我这里。在完成全面的术前检查（包括确认其 UC 的维持药物治疗方案）后，我决定行肺动脉血栓内膜切除术。手术很成功，术中间断性采用了停循环技术，把两侧肺血管内血栓完整地取出来，甚至保留了肺血管床的网状形态。我照了一张照片发送给导师，相信他一定会为此感到自豪。

仅仅过了 3 h，我就开始懊恼自己的浮躁。在顺利地停了体外循环、转运到 ICU 后，患者血压开始下降。儿茶酚胺、强化补液治疗均无效。鉴别诊断排除了出血，血流动力学参数也不支持心脏压塞。事实上，患者表现出明显的血管麻痹状态。我怀疑是脓毒症，遂启用了广谱抗生素，但我更想知道导致目前状况的本质原因是什么。

A. Osho · N. B. Langer (✉)
Department of Surgery, Massachusetts General Hospital, Boston, MA, USA
e-mail: Nlanger@partners.org

A. Osho
e-mail: Asishana.osho@mgh.harvard.edu

© The Author(s), under exclusive license to Springer Nature Switzerland AG 2022
T. M. Sundt et al. (eds.), *Near Misses in Cardiac Surgery,*
https://doi.org/10.1007/978-3-030-92750-9_18

⑤ **解决方案**

幸运的是，我之前花功夫进行了认真的术前评估，知道患者的 UC 治疗方案中包含有维持量的类固醇激素。尽管剂量很低，但我在术前讨论时还是提出了这一问题；更加需要注意的是，患者在麻醉诱导后，经静脉再次给予了冲击量的类固醇。尽管如此，我还是怀疑患者是不是在体外循环后发生了相对性肾上腺功能不全。根据我的要求，给予了患者额外剂量的氢化可的松，同时送检皮质醇水平。令我高兴的是：不久，患者的血流动力学状态开始改善。第 2 天早上，她就停用了儿茶酚胺，并在术后第 3 天转出 ICU。手术后一周半，她出院回家，并缓慢地减少了类固醇的用量。

⑥ **讨 论**

下丘脑 – 垂体 – 肾上腺轴是手术后维持内环境稳定的关键因素。术后肾上腺功能不全表现为即时出现或迟发出现的血流动力学波动，对血管活性药物和液体复苏无效。患者可出现多种临床症状和实验室检查异常，包括神智改变、嗜睡、恶心、发热、心动过速、心动过缓、低钠血症和高钾血症。存在术后肾上腺功能不全风险的人群包括原发性肾上腺功能不全（肾上腺病变）、继发性肾上腺功能不全（下丘脑 – 垂体病变）或三发性肾上腺功能不全（长期使用外源性类固醇药物治疗导致的相对性全身抑制）的患者。由于有大量的慢性疾病需要使用类固醇进行治疗，因此，三发性肾上腺功能不全是术后肾上腺功能不全最常见的病因。

辨识存在肾上腺功能不全风险的患者，有助于最大限度地降低肾上腺危象的风险，这一点至关重要。长期使用类固醇（超过 1 个月）、且每天 > 5 mg 强的松等效剂量的患者，应被视为下丘脑 – 垂体 – 肾上腺轴存在相对抑制。预防这些患者发生肾上腺危象的措施包括：手术前数日增加基线剂量，在麻醉诱导期间静脉注射大剂量类固醇，以及在术中和术后静脉使用维持剂量的类固醇，直至患者病情稳定后，可逐步降低至维持剂量。

当肾上腺危象发生时，治疗方案是尽可能迅速地进行类固醇替代治疗。每 6~12 h 静脉注射 100 mg 氢化可的松通常可以达到要求（静脉注射 4 mg 地塞米松是一个合理的替代方案，但此药缺乏盐皮质激素活性，因此可能不足以应对原发性肾上腺功能不全）。由于肾上腺功能不全的症状在一定程度上是非特异性的，其表现可能会类似某种术后常见问题，鉴于此，对于风险较高的患者，应保持高度的警觉，这一点至关重要。在体外循环期间，可利用体外循环泵来调控电解质水平和循环容量；在良好的临床监测下，可以重复静脉使用类固醇。游离皮质醇和促肾上腺皮质激素（ACTH）兴奋试验的血清学评估有助于确定诊疗策略，但不应因为这些实验室检测而推迟了类固醇的使用。当患者从肾上腺危象中恢复过来以后，即可制订后续治疗计划。根据手术情况和危象的严重程度，在 2~7 d 内逐渐减少用量，直至达到维持剂量。

参考文献

[1] Serrano N, Jiménez JJ, Brouard MT, et al. Acute adrenal insufficiency after cardiac surgery. Crit Care Med, 2000,28(2):569–570. https://doi.org/10.1097/00003246-200002000-00048.

[2] Graham EM, Bradley SM. First nights, the adrenal axis, and steroids. J Thorac Cardiovasc Surg, 2017,153(5):1164–1166. https://doi.org/10.1016/j.jtcvs.2016.12.013.

[3] Woodcock T, Barker P, Daniel S, et al. Guidelines for the management of glucocorticoids during the peri-operative period for patients with adrenal insufficiency. Anaesthesia, 2020,75 (5):654–663. https://doi.org/10.1111/anae.14963.

[4] D'Silva C, Watson D, Ngaage D. A strategy for management of intraoperative Addisonian crisis during coronary artery bypass grafting. Interact Cardiovasc Thorac Surg, 2012,14 (4):481–482. https://doi.org/10.1093/icvts/ivr139.

静脉引流不畅

Antonia Kreso   Serguei I. Melnitchouk

Ⓟ 问题的发生

这是一名 57 岁的男性患者，诊断为高血压、高脂血症、2 型糖尿病和吉尔伯特综合征，因胸痛到急诊室就诊。考虑到他合并这么多的风险因素，多支病变的冠心病诊断就不意外了。左前降支（LAD）为慢性病变，已经完全闭塞；对角支（D1）、钝缘支（OM2）开口处病变，也已经闭塞；右冠状动脉（RCA）远心段病变，波及后降支动脉（PDA）开口部。经胸超声心动图显示左心室舒张末期容积正常，无室壁运动异常，射血分数为 62%，卵圆孔未闭（PFO）。近期院内刚刚启动治疗冠脉慢性完全性闭塞的"CTO"计划，介入同事热情高涨，但尽管如此，由于考虑到患者患有糖尿病且年龄较轻，心内科团队还是决定选择外科手术治疗。我一直倡导动脉桥血运重建，认为其具有长期的价值，事实上，随访结果也正在证实这一观点的正确性。所以，外科会诊的意见是建议行血运重建并封闭 PFO。患者同意了。

在手术室里，我取下了左桡动脉，同事取下左胸廓内动脉（LITA），我计划用"T 形复合桥"解决所有靶血管的问题，于是，将桡动脉桥吻合到 LITA 侧壁。置入主动脉插管和上、下腔双静脉插管。体外循环开机，

A. Kreso · S. I. Melnitchouk (✉)
Department of Surgery, Massachusetts General Hospital, Boston, MA, USA
e-mail: Smelnitchouk@mgh.harvard.edu

A. Kreso
e-mail: akreso@mgh.harvard.edu

© The Author(s), under exclusive license to Springer Nature Switzerland AG 2022
T. M. Sundt et al. (eds.), *Near Misses in Cardiac Surgery*,
https://doi.org/10.1007/978-3-030-92750-9_19

主动脉阻断并顺行灌注心脏停搏液，实现舒张期快速停搏。

因为担心在繁琐的操作后很容易忘记看似显而易见的步骤，所以我决定首先关闭 PFO——如果真的是因为忘记了处理 PFO 而要重新把心脏灌停，或者尴尬地解释为什么没有处理这种结构异常，那真是太难堪了（事实上这种事情真的发生过）。收紧腔静脉紧缩带，在右心房切开了一个很小的开口，一针 "8" 字缝合即解决了 PFO。缝闭右心房，调整心脏的位置，显露 PDA。在做这个位点的旁路手术时，我将桡动脉桥血管以垂直于靶血管的形态进行端 – 侧吻合。接下来，再度旋转心脏以显露 OM2。此时的我，把全部的注意力都集中在如何把握吻合靶点间桥血管的长度和角度上，以避免桡动脉桥发生扭转和弯折。就在我准备切开靶血管和桡动脉的时候，灌注师说：引流不好，静脉贮血器差不多空了，无法维持全流量。讨厌！刚刚把心脏的位置调好、刚刚准备开始吻合的时候怎么来这么一出。我让灌注师核查一下静脉管路，确保没有弯折或阻塞——的确没有。没办法，我很不情愿地松开了心脏固定器，寄希望情况会有所改善，但问题依旧存在。手术间瞬间安静下来，但我的内心却一丝安静也没有。我必须想出一个解决方案，立即想出来！

Ⓢ 解决方案

我摸了一下下腔静脉（IVC），以确认静脉插管的位置——没有问题；松开紧缩带——情况依旧；但当我把静脉插管拔出几厘米以后，只是几个厘米，右心房立即瘪了下去——情况改善！静脉回流恢复正常。我终于可以安心地完成剩下那一堆步骤。我怀疑 IVC 插管可能移位到了某一条肝静脉中。患者术后的康复非常顺利。

Ⓓ 讨 论

在体外循环期间，可以有多种原因导致静脉引流不畅。建立一套健全的排错体系是至关重要的一环。常见的原因包括：静脉引流管口径过细，静脉管路弯折以及静脉插管移位——例如插管移至右心房，甚至进入冠状静脉窦。一个常见的情况就是静脉插管嵌入肝静脉，这可能导致灾难性的腹腔腔隙综合征，尤其是在使用了下腔静脉紧缩带、而出现问题后又没能及时发现时。另外一种情况是在使用股动静脉插管时，如果静脉引流不畅，则必须排除腹膜后出血。还有一个需要说明的情况是，当使用双级静脉插管时，如果需要抬高心脏才能充分显露操作点（例如，用于旋支动脉旁路移植），那么，一旦发生引流不畅的情况，一个简单的解决方案就是放松右侧的心包提吊线以改善静脉引流。

静脉引流不畅的另外一个原因是静脉管路中存在长段的气栓。如果空气量不多或者很少，可以通过逐段提高静脉管路的方法将空气排出，也可以使用负压装置将空气抽出。如果上述措施失败，可以暂停体外循环，将静脉插管与静脉管路分离，手动向静脉管路内注入盐水，充满静脉管路。随后重新连接至静脉插管，即可再次开机。如果经过这些调整，仍无法达到目标流量，则需要将患者降温至中度低温，从而降低代谢需求，使患者能够忍受较低的流量。通常情况下，增加静脉插管的负压吸力（如果依靠重力引流，则需增加患者与贮血器之间的高度差），就可以改善静脉回流。

参考文献

[1] Kirkeby-Garstad I, Tromsdal A, Sellevold OFM, et al. Guiding surgical cannulation of the inferior vena cava with trans-esophageal echocardiography. Anesth Analg, 2003,96:1288–1293.

[2] Mokadam NA. Cardiopulmonary bypass: a primer. University of Washington Division of Cardiothoracic Surgery. Copyright 2015, Apple iBook Store.

20

二尖瓣置换术后卡瓣

Antonia Kreso   Serguei I. Melnitchouk

Ⓟ 问题的发生

  这是一名 59 岁的女性，有二尖瓣狭窄和房颤病史，近期表现为气促逐渐加重及劳力性呼吸困难。经胸超声心动图提示有严重的二尖瓣狭窄和类似风湿病的体征。该患者的转诊医生会时不时将一些需要二尖瓣成形的患者转介给我，因为她知道我的二尖瓣修复率超过 95%；而且，她还很在意我在适当的时候会明智地选择微创手术方法。就这个患者而言，虽然她认为有行二尖瓣置换的必要，但她还是坚持将患者送到了我这里。其实，当我与患者交谈完病情以及瓣膜置换手术的各种问题后，我有一丝沮丧。当然，瓣膜置换意味着在主动脉开放以后不必像成形术后那样不安地等待心肌收缩力的恢复，也不用在撤停体外循环前焦虑地等待超声医生对瓣膜成形效果的评估。然而，也少了人们对我那"简直如艺术般的瓣膜成形"的赞许，我便也因此失去了那种欣欣然的愉悦。而最重要的是，我认为：随着经验的积累，相较于瓣膜置换，我对于瓣膜成形更加得心应手。但最终给出的建议是：二尖瓣置换术加左心耳切除和迷宫手术。在比较了生物瓣与机械瓣的风险和获益后，患者选择了机械瓣。

A. Kreso · S. I. Melnitchouk (✉)
Department of Surgery, Massachusetts General Hospital, Boston, MA, USA
e-mail: smelnitchouk@mgh.harvard.edu

A. Kreso
e-mail: akreso@mgh.harvard.edu

术中，我选择行升主动脉插管及上、下腔静脉插管。阻断主动脉，灌注心脏停搏液后，首先完成了左心耳切除，而后完成了左侧迷宫手术。我对二尖瓣进行探查，发现二尖瓣严重狭窄，瓣下结构显著增厚，且沿着后瓣环有一些轻度钙化。我切除了整个前瓣叶及其严重增粗的腱索，保留了大部分后瓣叶及相应腱索，准备行二尖瓣置换。我在原位植入了一枚 29 mm St. Jude 双叶机械瓣。瓣膜活动度满意，随后缝闭左心房，排气，逐渐撤离体外循环。但在使用经食管超声心动图检查瓣膜时，麻醉医生发现：有一个瓣叶没有动。房间里的气氛立刻紧张起来，每个人都跟那片一动不动的瓣叶一样，伫立在原位，等待着我的下一步决策。我轻轻摇晃患者的心脏，迫切希望两片瓣叶都能开始移动；然而，其中的那一片，顽固地卡在那里，没有任何活动的迹象。

Ⓢ 解决方案

我叹了口气，没有办法，必须重来。恢复体外循环，让心脏再次停跳。打开左心房，并系统地检查瓣膜。我用棉签的一头轻轻地推开机械瓣叶，检查其心室面，看是否存在卡在机械瓣中的腱索、缝线或一些冗余的组织。然而令我沮丧的是，我并没有发现存在这些潜在原因。我用生理盐水冲洗左心室，再次仔细查看后仍然找不到任何问题。我有些困惑，没有找到罪魁祸首，于是我再次检查了瓣膜，现在瓣叶可以打开和关闭，没有任何明显的问题。我问洗手护士："瓣膜支架还在不在？""啥东西？"他问道，我那已经处于高度敏感的心呼地一沉。好在他在回收袋子里找到了！而且还是无菌的，没有被污染。我把瓣膜支架套在瓣膜上，将整个瓣膜旋转了 45°，并不需要在意是顺时针还是逆时针转动，再次检测后确认人工瓣膜工作状态正常、瓣叶与瓣膜下结构不存在相互作用。重新缝合左心房切口，撤停体外循环，我把全部注意力集中在超声屏幕上。超声医生告诉我瓣叶现在可以完全正常地打开、关闭。后续的手术操作平安无事，术后病程也并无异常。

Ⓓ 讨 论

在二尖瓣置换时，落瓣的形式与人工瓣膜的结构有关。理想情况下，机械瓣膜应落在反解剖位置上，即铰链连线与二尖瓣交界连线垂直。该位置优于解剖学放置，可以避免所谓的"惰性瓣叶"现象。通过对左心房血流向量图的研究发现：当人工瓣膜的两个叶片处于反解剖方向时，叶片相对于心房涡流呈对称状态，所以它们会受到相同的初始开放力[3]。如果瓣膜放置在解剖位置，则后叶会表现为延迟开放、提前关闭。研究还表明：在反解剖位置植入的瓣膜中，瓣叶闭合的非同步现象会减少，且反解剖位置可以改善后半心室与瓣叶的间隙，同时降低触碰的风险[4]。同样，生物瓣膜的定向问题也必须小心，应将两个支柱所形成的三角区正好面向左心室流出道，第三根支柱则位于后瓣叶中部，将后瓣叶分成两个部分。无论是机械瓣还是生物瓣，均不可受到瓣下结构的干扰。

有多种原因可以导致人工瓣膜置换术后发生卡瓣，这包括内在因素和外在因素。内在因素所导致的功能障碍可能是瓣膜生产缺陷造成的，这种情况很少见；而外在因素造成的梗阻则可能是二尖瓣瓣下结构或人工瓣膜位置不理想造成的。其他需要考虑的卡瓣原因包括腱索或缝线造成的瓣叶卡顿。无论何种原因，外科医生都需要以系统的方式仔细检查人工瓣膜的每一个位置，寻找这些潜在的问题。如果没有发现问题，可将瓣膜旋转45°，通常足以纠正被卡顿的瓣叶位置。如果同时置换了主动脉瓣和二尖瓣，并且需要核查、甚至重新置换二尖瓣，这可能需要通过房间隔入路进行操作，以确保在存有人工主动脉瓣膜的情况下仍能充分显露二尖瓣[1-2]。

参考文献

[1] Almeida J, Santos A, Barreiros F, et al. Stuck leaflet of bileaflet prosthesis in mitral position —five cases to make us think. Interact Cardiovasc Thorac Surg, 2007,6(3):379–383.

[2] Raut MS, Maheshwari A, Dubey S. Intraoperative detection of stuck leaflet of prosthetic mitral valve. Indian Heart J, 2017,69(4):519–522.

[3] Deng Y, Belfar A, Powell T. Early prosthetic valve malfunction leading to cardiogenic shock and emergency redo mitral valve replacement. J Cardiothorac Vasc Anesth, 2019,33(10):2866–2869.

[4] Laub GW, Muralidharan S, Pollock SB, et al. The experimental relationship between leaflet clearance and orientation of the St. Jude medical valve in the mitral position. J Thorac Cardiovasc Surg, 1992,103(4): 638–641.

TAVR 术中罕见的主动脉破裂

Asishana Osho   Nathaniel Langer

Ⓟ 问题的发生

　　刚刚结束早查房，我就收到了团队的信息：手术已经准备妥当，我可以上台做经导管主动脉瓣置换术（TAVR）了。事实上，今天早上查房的最后一名患者就是在前一天接受了 TAVR，他出现了少量的瓣周漏（PVL）。在病例汇报时，我的同事概述了今天这名 75 岁男性患者的病情和诊疗计划，他患有严重的主动脉瓣狭窄，主动脉瓣环周围明显钙化，其瓣环大小刚好落在两种型号的球囊扩张式瓣膜的区间。经过一番讨论，团队选择了较大型号的瓣膜——今天的患者一定不能再出现 PVL 了。但当超声心动图医生在瓣膜释放后向我展示所见的微量 PVL 时，我非常失望。为了能获得优于昨天的疗效，我在对瓣膜进行后扩张时向球囊内多充入了 2 mL 造影剂盐水。随后经超声心动图进行评估，瓣周漏消失了。然而，主动脉根部却出现了血肿，而且在迅速扩大，根部血管造影证实主动脉瓣环发生了破裂。

Ⓢ 解决方案

　　我维持导丝在心室内的位置不动，迅速将输送系统撤出。之前，我

A. Osho · N. Langer (✉)
Department of Surgery, Massachusetts General Hospital, Boston, MA, USA
e-mail: nlanger@mgh.harvard.edu

A. Osho
e-mail: Asishana.osho@mgh.harvard.edu

T. M. Sundt et al. (eds.), *Near Misses in Cardiac Surgery*,
https://doi.org/10.1007/978-3-030-92750-9_21

曾经阅读过有关 TAVR 的抢救措施，其中包括释放第 2 个 TAVR 瓣膜来密封破裂部位。回到抢救现场，我们首先经皮穿刺置入了一条心包引流管，寄希望将心包内的液体抽出以缓解心脏压塞；然而，随着病情的进展，我注意到心包积液逐渐增多，并且不断有血液被引出。由于需要持续输注血液制品以维持理想的灌注压，我决定立即实施直视手术进行修复。我打电话给住院总让他洗手上台，这样，在我开胸的时候，他就可以行股动静脉插管以建立体外循环。刚刚切开心包，我立即看到主动脉根部有一个很大的血肿。阻断主动脉、灌注心脏停搏液后，我切开主动脉根部，仔细检查是否伤及冠状动脉。我将 TAVR 瓣膜取出，用牛心包片修补主动脉瓣环，随后用传统直视手术方法完成了主动脉瓣置换。庆幸的是，撤停体外循环并没有遭遇任何困难，患者当晚就拔除了气管插管、恢复了自主呼吸。在开车回家的路上，我听着 Taylor Swift 的最新专辑，心里想着要打电话给我的导师，相信他会与我讨论这个案例，并在度过艰难的这一天后为我提供急需的心灵慰籍。

Ⓓ 讨 论

在 TAVR 操作期间，发生主动脉或左心室流出道（LVOT）破裂是一种罕见的并发症，发生率仅为 0.5%~1%；虽然罕见，但相关的早期死亡率高达 25%~60%。此风险高发于使用球囊扩张式瓣膜，以及自膨胀瓣膜释放后（尤其是在选择较大的人工瓣膜时，即较瓣环增大 20% 以上），或存在严重的主动脉瓣下或 LVOT 钙化时。一旦发生严重破裂，在瓣膜释放、展开时会造成血流动力学状态急剧恶化，所有问题会立即显现出来。超声心动图通常是最重要的诊断手段。

与 TAVR 相关的主动脉破裂，其临床表现因损伤部位和严重程度的不同而有所差异。瓣环下破裂可造成室间隔缺损（VSD）、二尖瓣损伤并伴有二尖瓣反流，或左心室至右心房瘘（医源性 Gerbode 缺损）。根据损伤程度，可以使用介入封堵器（针对 VSD）或进行手术闭合。瓣环内的破裂可造成主动脉根部损伤，同时可能累及冠状动脉，需要开放式修复和主动脉根部置换。瓣环上破裂可导致壁内血肿或明显的升主动脉破裂并伴有血流动力学状态的恶化。表现可以是从无症状（通过常规超声心动图发现）到因心脏压塞引发的即刻血流动力学不稳定。对于包裹性破裂，经皮心包引流可充分缓解。对于开放性破裂，需要进行直视修复。

所有情况均需要进行反复、多次的影像学监测，即使是无症状的患者最终也有可能发展成为进行性加重的损伤。由于存在进一步恶化的风险，因此，在可能的情况下应停用所有治疗性抗凝药物。有报道提示：如果破裂点靠近现有的人工瓣膜的裙边，则可以在破裂部位附近释放第2个人工瓣膜来控制破裂的发展。事实上，这一方法仅适用于损伤局限于瓣环内、没有延伸至 LVOT 的情形，在此场景下释放第 2 个人工瓣膜不会造成冠状动脉开口受阻。

参考文献

[1] Langer NB, Hamid NB, Nazif TM, et al. Injuries to the aorta, aortic annulus, and left ventricle during transcatheter aortic valve replacement: management and outcomes. Circ Cardiovasc Interv, 2017,10(1):e004735.

[2] Coughlan JJ, Kiernan T, Mylotte D, et al. Annular rupture during transcatheter aortic valve implantation: predictors, management and outcomes. Interv Cardiol, 2018,13(3):140–144. https:// doi.org/10.15420/icr.2018.20.2.

[3] Rezq A, Basavarajaiah, Latib A, et al. Incidence, management, and outcomes of cardiac tamponade during transcatheter aortic valve implantation: a single-center study. JACC Cardiovasc Interv, 2012,5(12):1264–1672. https://doi.org/10. 1016/j.jcin.2012.08.012.

[4] Arsalan M, Kim W-K, Van Linden A, et al. Predictors and outcome of conversion to cardiac surgery during transcatheter aortic valve implantation. Eur J Cardiothorac Surg, 2018,54(2):267–272. https://doi.org/10.1093/ejcts/ezy034.

22

再次 CABG 的桥血管问题

Brittany Potz　　George Tolis

ⓟ 问题的发生

　　收到这例院内会诊邀请时，我正在门诊给其他患者看病。会诊的对象是一名 56 岁的男性冠心病患者。看着进进出出的门诊患者，我忍不住在想：这么年轻就需要做冠状动脉旁路移植术（CABG），真是挺可怕的。但作为全动脉旁路移植的积极倡导者，或许我正是接诊这名年轻患者最理想的外科医生呢！但随之而来的，是我看到患者更令人不安的病史：4 年前，他因心绞痛接受了微创 CABG，今年早些时候症状复发。经右桡动脉进行心导管检查，造影显示：左前降支（LAD）发出第一对角支的近心端可见 90% 的狭窄；旋支和右冠状动脉造影显示未阻塞节段的血管腔内径粗细不一。令心内科专家惊讶的是：左胸廓内动脉（LITA）是与一条较粗大的对角支吻合在一起的，而非 LAD，吻合口通畅。患者的体重指数（BMI）为 35 kg/m^2，合并 2 型糖尿病（血糖控制不佳）及家族性高胆固醇血症。在最初的 CABG 之后，他因 LAD 病变已接受过两次支架植入，但两次都在术后几个月内发生了支架内再狭窄。好消息是：他的左心室功能依然保存完好；坏消息是：他过去曾因静脉曲张接

B. Potz
Department of Surgery, Massachusetts General Hospital, Boston, USA
e-mail: bpotz@mgh.harvard.edu

G. Tolis (✉)
Department of Surgery, Brigham and Women's Hospital, Boston, MA, USA
e-mail: gtolis@partners.org

受过双侧大隐静脉剥离术。桡动脉是一个可以考虑的选择，但右桡动脉曾用于行心导管检查，很难说是否可用。雪上加霜的是：左侧上肢体积描记检查（plethysmography）无法确认左侧掌弓是否完整，左侧桡动脉无法用作桥血管。怎么办？

(S) 解决方案

毫无疑问，患者必须进行血运重建。而首要考虑的问题是桥血管必须能长时间保持通畅，毕竟患者很年轻。我觉得患者几乎无动脉桥可用，右胸廓内动脉（RITA）应该是最佳选择，但这一方案可能影响伤口愈合，这不免让人担心，尤其是患者还有这么多合并疾病。我同时也担心RITA 可能无法完成与 LAD 的原位吻合，这将迫使我将 RITA 视为一段游离的动脉血管桥。而 LAD 的中段埋藏在心肌内，这或者就能解释之前早期手术团队所犯的错误。我牢记的一点是：永远不要认为前任外科医生无能，否则你很可能会把自己陷入与他们之前完全一样的困境。我意识到直接与主动脉吻合可能有些难度（由于血管壁厚度差），于是我在升主动脉上切下了一片约 25 美分大小的血管壁组织，然后用牛心包膜来修补主动脉壁上的破口，这样 ITA 就会很容易地吻合在主动脉上了。谁能想到起初看似简单的事情会变得如此复杂！

(D) 讨 论

这个不幸的患者遭受了 CABG 的常见并发症，而对于一个肥胖患者来说，进行微创 CABG，又想避免这样的并发症，尤其具有挑战性。当LAD 在心肌内走行时，我们很容易将与其平行走行的对角支（或者更糟糕的是心大静脉）误认为是 LAD。不管怎样，遭遇了这样的情况，患者都需要重做 CABG。

使用原位 RITA 作为 LAD 的桥血管或许是最显而易见的选择，当然也是最优先考虑的选择 [2]。但就本例而言，根据心脏大小和远端吻合点的位置来判断，要想使原位 RITA 抵达 LAD 可能相当有难度。RITA 的骨骼化的确可以提供额外的长度。在很多对比双侧和单侧 ITA 的研究中，均报道了在肥胖的糖尿病患者中采用 RITA 的主要缺点——增加胸骨切口感染发生率，不过这些研究也再次证实了 ITA 骨骼化可能会降低这种风险 [3]。如果进行了骨骼化，且去除了右膈神经和上腔静脉 – 无名静脉移行处之间所有的纵隔脂肪，RITA 的长度仍然无法达到吻合点，则可能需要将其横断，将 RITA 作为一条游离的血管桥，近心端吻合在主动脉上，甚至可以吻合在通畅的 LITA 上作为一种复合桥血管[4]。由于主动脉和 ITA 之间的血管壁厚度存在差异，将两者直接吻合可能具有挑战性，这便使得静脉移植物或心包补片成为有吸引力的桥血管材料。

非优势上肢的桡动脉是诱人的血管桥材料，使用它可以避免胸骨的血供受到影响[4-5]。不幸的是，本例患者的左侧艾伦试验（Allen Test）呈阳性，而他的右侧桡动脉曾被用于行心导管检查——虽然这一入路越来越流行，但却与 CABG 失败相关[6]。

最后，关于 ITA 再利用的问题，其报道很有限。对这例患者来说，如果 ITA 的长度足够，是可以考虑再利用的[7]。这可以通过在原位骨骼化现有的 ITA 桥血管来实现。在过去的几年中，曾有人使用冷冻保存的大隐静脉，但其术后 1 年内的通畅率低于 50%[8]。

参考文献

[1] Grau JB, Ferrari G, Mak AW, et al. Propensity matched analysis of bilateral internal mammary artery versus single left internal mammary artery grafting at 17-year follow-up: validation of a contemporary surgical experience. Eur J Cardiothorac Surg, 2012,41(4):770–775; discussion 776. doi: https://doi. org/10.1093/ejcts/ezr213. Epub 2012 Jan 20. PMID: 22290908.

[2] Gaudino M, Lorusso R, Rahouma M, et al. Radial artery versus right internal thoracic artery versus saphenous vein as the second conduit for coronary artery bypass surgery: a network meta-analysis of clinical outcomes. J Am Heart Assoc, 2019,8(2): e010839. doi: https://doi. org/10.1161/JAHA.118.010839. PMID: 30636525; PMCID: PMC6497341.

[3] Yang JF, Gu CX, Wei H, et al. Off-pump coronary artery bypass grafting with only bilateral internal mammary artery composite Lima-Rima Y graft. Zhonghua Wai Ke Za Zhi, 2006,44(22):1529–1531. Chinese. PMID: 17359655.

[4] Grau JB, Johnson CK, Kuschner CE, et al. Impact of pump status and conduit choice in coronary artery bypass: A 15-year follow-up study in 1412 propensity-matched patients. J Thorac Cardiovasc Surg, 2015,149(4):1027–1033.e2. doi: https://doi.org/10.1016/j.jtcvs.2014.12.031. Epub 2014 Dec 20. PMID: 25648476.

[5] Chwann TA, Hashim SW, Badour S, et al. Equipoise between radial artery and right internal thoracic artery as the second arterial conduit in left internal thoracic artery-based coronary artery bypass graft surgery: a multi-institutional study. Eur J Cardiothorac Surg, 2016, 49(1):188–195. doi: https://doi.org/ 10.1093/ejcts/ezv093. Epub 2015 Mar 11. PMID: 25762396.

[6] Mounsey CA, Mawhinney JA, Werner RS, et al. Does Previous Transradial Catheterization Preclude Use of the Radial Artery as a Conduit in Coronary Artery Bypass Surgery? Circulation, 2016,134(9):681–688. doi: https://doi.org/10.1161/CIRCULATIONAHA.116.022992. PMID: 27572880 Review.

[7] El Oumeiri B, Glineur D, Price J, et al. Recycling of internal thoracic arteries in reoperative coronary surgery: in-hospital and midterm results. Ann Thorac Surg, 2011,91(4):1165–1168. doi: https://doi.org/10.1016/j.athoracsur.2010.11.073. PMID: 21440139.

[8] Laub W, Muralidharan S, Clancy Eldredge J, et al. Cryopreserved allograft veins as alternative coronary artery bypass conduits: Early phase results The Annals of Thoracic Surgery, 1992,54(5):826–883.

23

术中凝血功能障碍

Monica Miller   Michael G. Fitzsimons

(P) 问题的发生

　　太阳照常升起，又开始了新的一天。这注定是很忙碌的一天，我要连续照看两台手术的麻醉，它们的主麻都是住院医生，我本人还是负责监督日常工作流程的首席心脏麻醉医生。第一个病例是一名 68 岁的男性，罹患三支冠状动脉病变，心脏功能正常，计划行冠状动脉旁路移植术（CABG）。主麻是我的住院医生，这是他第二次轮转心脏外科，我希望这例"射血分数正常的 CABG"对他来说是一个简单的工作。麻醉诱导和穿刺、置管进行得非常顺利。外科医生很快取下了左侧胸廓内动脉，速度之快创造了他的个人纪录。体外循环的启动和结束也很顺利。评估完桥血管血流后，主刀的外科医生要求将收音机调到她最喜欢的摇滚电台，并将音量调高。她指示我的这位麻醉住院医生给予鱼精蛋白来中和肝素，而我则走出手术间去处理一些行政事务。然而，没过几分钟，我就接到那位住院医生的电话：创面不断渗血，台上的外科医生非常郁闷。我回到手术间，收音机已经关了——这可不是什么好兆头——外科医生关切地询问凝血试验结果，但结果看来并不乐观。看似顺利的手术忽然间变得乱七八糟。那位住院医生给患者输注了血小板和新鲜冰冻血浆（FFP），但这似乎让外科医生更加焦躁不安——患者术前的血细胞

M. Miller · M. G. Fitzsimons (✉)
Division of Cardiac Anesthesia, Department of Anesthesia, Critical Care, and Pain Medicine, Massachusetts General Hospital, 55 Fruit Street, Boston, MA 02114, USA
e-mail: Mfitzsimons@mgh.harvard.edu.

© The Author(s), under exclusive license to Springer Nature Switzerland AG 2022
T. M. Sundt et al. (eds.), *Near Misses in Cardiac Surgery*,
https://doi.org/10.1007/978-3-030-92750-9_23

比容（Hct）可是 41%，手术做到现在也并没有需要输任何血液制品。我一头扎进人堆，大声询问外科医生出了什么问题。结果得到的却是粗鲁的回答："你看不出来术野很湿吗？" 我让住院医生再做一次全血激活凝血时间（ACT），尽快回报结果。事情似乎慢慢开始受控了。实在想不到今天竟然是以这样的故事开始的。ACT 的结果是 453 s！

Ⓢ 解决方案

我赶紧查看麻醉工作站，立刻明白了问题的所在。简直就是福尔摩斯附体！外观相似的两个安瓿并排摆在工作站的台面上，一个是装肝素的安瓿，另一个是装鱼精蛋白的安瓿。进一步查看发现：装鱼精蛋白的安瓿并未打开，而麻醉托盘上放的是半瓶肝素。我把我看到的情况告诉了住院医生，问他怎么看这个问题。他说他可能真的无意中把肝素看成了鱼精蛋白。我立即把我们的猜测告知了外科医生，让他们继续，而我们则马上注入鱼精蛋白。果然，出血情况立即得以改善，复查 ACT 为120 s，大家终于可以放心了。这次虽不是灾难，但几近灾难！

Ⓓ 讨 论

麻醉用药错误，无论是药物选择错误，还是剂量、浓度错误，抑或是重复用药或遗漏用药，均属于药物不良事件（ADE）或药物不良反应（ADR），其发生率可能超过 5%，这些问题可能导致潜在危及生命的不良事件。关于这一主题的文献相当有限，而且很多是自我报告的，因此真实的发生率一定是被低估了。造成这一问题的原因很多，包括分心、注意力不集中、仓促、对药物不熟悉、经验不足，以及缺乏沟通等。药物包装和标签的相似性也被认为是导致错误用药的潜在原因。某些药物可能外观相似、发音也相似（alike-sound alike）。目前，新技术的使用，包括条形码药物辅助系统，可以提高围手术期的安全性，事实上，在提高术中安全性方面也展现了良好的前景。

在本病例中，尽管有明确而直接的医嘱要求使用鱼精蛋白，但外科医生依然发现患者的凝血功能和出血情况并没有因"鱼精蛋白"的注入而有所改善，而后发现这一"病理现象"是无意中注入肝素造成的。麻醉团队适时地进行了复查，并针对操作流程进行了审查（检查药瓶），进而怀疑用药错误。尽管患者血流动力学状态依然能保持稳定，但如果正确施用鱼精蛋白，那么输血和与输血相关的风险是有可能避免的。该事件并未造成伤害，但存在潜在的伤害风险。

构成伤害的定义常常会引发关于是否有必要披露错误事实的讨论。大多数人认为必须对导致严重不良事件或结果的错误进行披露；但如果错误仅造成潜在的危害，不同部门之间的共识则较少。对信息披露存在担忧的人通常是因为担心随之会发生的患者不信任和诉讼，但研究表明事实恰恰相反。良好的透明度和信息的及时披露将促进医患关系，并可能提供有价值的信息，推动流程改进，以防止类似错误再次发生；而良好的透明度又取决于手术室内是否存在安全文化，是否允许不畏惧丢失脸面地诚实披露信息。这对于建设一个良好的学习环境至关重要，将使团队更具有韧性，修正脆弱的团队文化！

参考文献

[1] Webster CS, Merry AF, Larsson L, et al. The frequency and nature of drug administration error during anaesthesia. Anaesth Intensive Care, 2001,29:494–500.

[2] Nanji KC, Shaikh S, Seger DL, et al. Evaluation of perioperative medication errors and adverse drug events. Anesthesiology, 2016,124:25–34.

[3] Beverley A Orser, David U, Michael R Cohen. Perioperative Medication Errors: Building Safer Systems. Anesthesiology, 2016,124:1–3.

[4] Chamberlain CJ, Koniaris LG, Wu AW, et al. Disclosure of "Nonharmful" medical errors and other events: duty to disclose. Arch Surg, 2012,147(3):282–286.

[5] Cooper RL, Fogarty-Mack P, Kroll HR, et al. Medication safety in Anesthesia: epidemiology, causes, and lessons learned in achieving reliable patient outcomes. Inn Anesthes Clin, 2019,57:78–95.

24

房间隔缺损修补术后低氧血症

Jordan P. Bloom　Duke E. Cameron

Ⓟ 问题的发生

患者是一名罹患继发孔型房间隔缺损（ASD）的 25 岁女性，拟通过右前胸切口用自体心包补片封闭缺损。选用双腔气管插管，并通过股动、静脉插管建立体外循环，术中经右心房置入上腔静脉插管。为了预防空气栓塞，采用了诱发室颤技术。在撤离体外循环时，患者突然发生严重的低氧血症。麻醉医生确认双肺通气良好，支气管镜检查未发现异常。经食管超声心动图（TEE）显示双心室功能正常，ASD 补片周围未见残余分流，但在近下腔静脉（IVC）处可见异常的彩色血流，令人费解。

到底发生了什么？下一步要如何应对？

Ⓢ 解决方案

问题就出在了 ASD 补片的下缘：原本应该将补片与 ASD 的下边缘缝合在一起，但却意外地缝合在了 Eustachian 瓣上。这就导致 IVC 回流的血液在补片的导引下，直接进入左心房，从而造成严重的右向左分流，进而发生低氧血症。选择经胸入路，在收紧 IVC 紧缩带时，有可能会导致 ASD 的边界难于辨识。虽然说在出现低氧血症时首先要排除肺部原因，

J. P. Bloom · D. E. Cameron (✉)

Department of Surgery, Massachusetts General Hospital, Boston, MA, USA

e-mail: decameron@mgh.harvard.edu

J. P. Bloom

e-mail: jpbloom@mgh.harvard.edu

例如对侧肺不张、支气管痰栓；但在 ASD 修补术后如果发生低氧血症，一定要意识到这也有可能是上述的技术性错误导致的。补片周围的残余分流并不会导致低氧血症，因为这样的分流往往是左向右分流；但如果补片与房间隔组织的缝合发生断裂或错位，则有可能阻碍体静脉回流进入右心房，导致引流进入左心房。一旦发生这样的情况，应再次打开右心房，重新修整补片。

Ⓓ 讨 论

在成人患者中，除了二叶主动脉瓣，ASD 是发病率位居第二位的先天性疾病[1]。患者通常在成年之前都没有症状。未经治疗的 ASD，其潜在并发症包括房性心律失常、矛盾性栓塞、脑脓肿、右心室衰竭和三尖瓣反流，以及肺动脉高压（可能成为不可逆性的，导致右向左分流，出现艾森曼格综合征）。在无症状患者中，如果其 ASD < 8 mm，则可能不需要封堵。

传统的 ASD 修补术选用经胸骨正中切口入路。现今，微创和机器人手术变得越来越普遍[2]。许多外科医生都会引用这样一句外科格言，即"绝不在术野显露问题上妥协"。本案例再次让人们警醒：即使是最"简单"的手术，也有可能因某种原因而变得复杂，尤其是在术野显露受限的情况下。继发孔型 ASD 的修补，通常是选用自体心包或人造补片进行直视下手术来闭合缺损。此类手术的死亡率 < 1%，且预期寿命可以达到正常人群的水平[3]。还有一些经皮穿刺 ASD 封堵装置，有两种已获得美国食品药品监督管理局（FDA）认证。经皮封堵的理想病变是直径 ≤ 38 mm 的继发孔性缺损，且缺损周围的组织边缘至少为 5 mm[4]。接受经皮封堵术的患者不应合并肺动脉高压或存在舒张功能障碍，并应排除伴发的结构性心脏病，例如部分性肺静脉异位引流等。有观察性研究结果显示：直视手术和经皮封堵术具有相似的安全性和有效性。

在对心内异常结构进行补片修补或板障连接时，应充分了解和辨识相关的解剖结构，这一点至关重要，这也是治疗先天性心脏病手术中最为常见的挑战。在本病例中，成功修补的关键在于辨识真正的 ASD 下缘，并确保补片与此下缘组织牢固地缝合在一起。如果使用负压辅助引流装置，则可以开放 IVC 插管的紧缩带，这样就可以充分地辨识 Eustachian 瓣和 ASD 的下缘。必要时，可以将 Eustachian 瓣切除。在某些情况下，为了获得更为安全的操作环境，可以考虑在中等低温、心脏停搏的情况下来完成手术。

参考文献

[1] Ntiloudi D, Giannakoulas G, Parcharidou D, et al. Adult congenital heart disease: A paradigm of epidemiological change. Int Journa of Cardiology, 2016,218: 269–274.

[2] Butera G, Biondi-Zoccai G, Sangiorgi G, et al. Percutaneous versus surgical closure of secundum atrial septal defects: A systematic review and meta-analysis of currently available clinical evidence. EuroIntervention, 2011,7:377–385.

[3] Hopkins RA, Bert AA, Buchholz B, et al. Surgical patch closure of atrial septal defects. Ann Thorac Surg, 2004,77(6):2144–2149.

[4] Prokšelj K, Koželj M, Zadnik V, et al. Echocardiographic characteristics of secundum-type atrial septal defects in adult patients: Implications for percutaneous closure using amplatzer septal occluders. J Am Soc Echocardiogr, 2004,17(11):1167–1172.

25

术中肺出血

Lynze R. Franko   Kenneth T. Shelton

Ⓟ 问题的发生

如常的一天。 我的第一个病例是一名 72 岁的高血压患者，患有严重的冠状动脉三支病变，射血分数（EF）仅为 35%，将接受三支冠状动脉旁路移植术。在麻醉诱导前，麻醉团队置入一条肺动脉漂浮导管（Swan-Ganz 肺动脉导管），记录了右心房压、肺动脉压和肺毛细血管楔压，分别是 10 mmHg、33/19 mmHg 和 15 mmHg。我取下胸廓内动脉，助手在内镜下切取了大隐静脉。真是非常理想的桥血管！注入肝素，当全血激活凝血时间（ACT）达到要求水平以上时，插管，建立体外循环，准备旁路移植。正当灌注师例行开机前检查时，麻醉医生突然告诉我：气管插管里涌出大量深色血液。这简直不可思议，又恰恰发生在刚刚肝素化、血管桥已经取好的时间点上。血氧饱和度还在下降，怎么办?

Ⓢ 解决方案

我怀疑是 Swan-Ganz 导管刺穿了肺动脉，而且很有可能是右肺动脉，因为大部分肺动脉漂浮导管都会进入右侧肺动脉，这自然会增加右肺动脉穿孔的风险[1]。于是，我打开了右侧纵隔胸膜，立刻发现了右肺下叶

L. R. Franko
Department of Surgery, Massachusetts General Hospital, Boston, MA, USA
e-mail: lfranko@mgh.harvard.edu

K. T. Shelton (✉)
Department of Anesthesia, Massachusetts General Hospital, Boston, MA, USA
e-mail: Kshelton@mgh.harvard.edu

© The Author(s), under exclusive license to Springer Nature Switzerland AG 2022
T. M. Sundt et al. (eds.), *Near Misses in Cardiac Surgery*,
https://doi.org/10.1007/978-3-030-92750-9_25

外侧基底段存在弥漫性胸膜下出血。我决定按计划进行手术，原因在于：患者的冠状动脉疾病本身很严重，此外，启动体外循环后，肺循环几乎会实现完全减压，肺出血也会因此减少。即使随后需要对肺部进行手术干预，也会因为已经完成了冠状动脉血运重建而使手术更为安全。麻醉医生在右支气管放置了支气管封堵器。冠状动脉旁路移植手术进展顺利。在准备撤离体外循环前，麻醉医生将普通的气管插管更换为双腔气管插管，并使用儿童纤维镜进行支气管镜检查，并将右主支气管内残余的积血清除。成功撤机后注入鱼精蛋白中和肝素。由于此时肺血流将恢复至正常水平，因此，这将是一个非常危险的时间点。胸膜下血肿的大小并没有发生变化，这着实让我松了一口气。而我清楚地意识到此时切不可掉以轻心，必须保持警惕，无论如何，我们依然面临着很高的再次出血风险，这有可能危及生命[1]。

Ⓓ 讨 论

真是有意思，胸腔内有那么多与"鸟类"有关的结构：食管esophagus、迷走神经 vagus、奇静脉 azygus（gus 类似"鹅"goose 的发音），胸导管 thoracic duct（dcut 类似"鸭"duck 的发音），还有最危险的"天鹅"——Swan-Ganz 导管（swan 意为"天鹅"）。心脏手术时放置肺动脉导管存在很多潜在并发症，而这正是该患者在这次手术时所经历的——外周肺动脉被 Swan-Ganz 导管损伤。一项研究发现：该并发症的发生率约为 0.1%，但其导致的院内死亡率高达 42%[1]。虽然类似的情况易发生在肺动脉高压及肺血管床脆弱的患者中，但更常见于漂浮导管楔入长度计算失误，或过激置入导致肺血管床受损。为了防止肺动脉穿孔，在置入时应轻柔操作，在球囊处于放气状态时，仅可将导管送入右心房。导管一经送到位，充气时应缓慢操作，楔入压力波出现后即应停止进一步充气。更为理想的操作是：在每一次充气前，均将导管向外抽出数厘米，充气，然后向内送至楔入位。切勿在球囊充气时取出导管。对于肺动脉高压患者，应尽可能避免测量楔压。另外，65 岁以上的患者，肺动脉穿孔的风险也会有所增加[1]。体外循环开始后，应常规将肺动脉导管尖端撤回至主肺动脉，以防止术中将心脏从心包中抬高显露时，因体温过低而导致僵硬的导管刺穿肺动脉。

一旦确认存在导管诱发的咯血，首要的任务是维持气体交换，这一点非常重要。呼气末正压和降低肺动脉压的干预措施可有效控制出血。其他的治疗还包括在咯血之初即放置支气管封堵装置，以便立即将出血的肺组织与其他无损伤的肺组织进行隔离，以防止持续性出血波及对侧主支气管。随后，可以将普通气管插管更换为双腔气管插管。双腔气管插管的优点是它允许直接可视地抽吸及进行必要的干预；同时，在必要的情况下，它具备对每侧肺提供单独、长期安全通气的能力[2]。在完成确认性血管造影后，应考虑行选择性栓塞，以降低复发或假性动脉瘤形成的可能性[1-3]。如果患者血流动力学状态不稳定，血管损伤位于近心端或出血广泛，建议行血管重建、肺叶切除或肺切除等手术治疗[1]。如果出血的肺实质已经占据了大部分肺叶，则可能需要进行肺切除术。但手术干预可能导致较高的死亡率[1]，其可能的原因是：需要这种极端干预手段的患者，损伤也更为严重。对于肺储备较差的患者，肺切除术的替代疗法是在缺氧急性期尝试使用体外膜肺氧合（ECMO）进行生命支持[1,3]。如果手术过程中出现出血问题，可以在上腔静脉 – 主动脉隐窝内夹闭右肺动脉以暂时控制出血。

另一个与中心静脉插管相关的严重并发症是上腔静脉穿通伤或穿刺并置管于颈动脉内。对于原本拟在全身肝素化下马上进行手术的患者，一旦发生这样的问题，应立即拔除鞘管，在直视下进行颈动脉缝合修补。还有一种情况：在送入中心静脉插管时，导管穿过无名静脉的后壁进入胸膜腔，这种错误有时难于察觉，仅在给药后没有任何效果时才可能被发现；此时应打开胸膜腔，在直视下进行修复，即使如此，依然可能面临相当的困难。

与肺动脉导管相关的严重并发症的风险率低于 1%[1,4]。其他并发症包括右心室破裂、导管盘绕 / 打结、心脏手术期间意外缝合导管以及心脏传导阻滞[1,4]。如果发生右心室壁破裂，可以在术中修复，也可以根据患者的血流动力学状态进行保守治疗。Swan-Ganz 导管的另一个潜在并发症是诱发右束支传导阻滞[5]。如果罹患持续性左束支传导阻滞者需要置入肺动脉导管，应考虑使用体表起搏电极贴片和具有起搏功能的肺动脉导管。如果新发左束支传导阻滞，则尤其应将起搏装置备好，在这种情况下发生完全性心脏传导阻滞的风险更高[5]。

Ⓛ 学习目标

（1）理解肺动脉导管置入属于高风险操作（老年患者、低温手术、过度楔入、慎重充气）。

（2）关注传导阻滞（术前存在左束支传导阻滞的患者，需要体表起搏电极贴片、经静脉起搏导线）。

（3）清楚操作管理流程（支气管封堵器、双腔气管插管及手术管理）。

参考文献

[1] Sirivella S, Gielchinsky I, Parsonnet V. Management of catheter-induced pulmonary artery perforation: a rare complication in cardiovascular operations. Ann Thorac Surg, 2001,72 (6):2056–2059.

[2] Awad H, et al. Bronchial blocker versus double-lumen tube for lung isolation with massive hemoptysis during cardiac surgery. J Cardiothorac Vasc Anesth, 2013,27(3):e26–28.

[3] Rudziński PN, et al. Pulmonary artery rupture as a complication of Swan-Ganz catheter application. Diagnosis and endovascular treatment: a single centre's experience. Postepy w kardiologii interwencyjnej. Adv Interv Cardiol, 2016,12(2):135–139.

[4] Bossert T, et al. Swan-Ganz catheter-induced severe complications in cardiac surgery: right ventricular perforation, knotting, and rupture of a pulmonary artery. J Card Surg, 2006,21 (3):292–295.

[5] Morris D, Mulvihill D, Lew WY. Risk of developing complete heart block during bedside pulmonary artery catheterization in patients with left bundle-branch block. Arch Intern Med, 1987,147(11):2005–2010.

26

股动脉插管所致术中逆行性主动脉夹层

Thoralf Sundt

Ⓟ 问题的发生

　　胸外科同事接手了一个特别具有挑战性的病例——患者是一名 62 岁女性，肺储备受限，左肺上叶非常近心端处存在局限性的癌症病灶。他们计划对支气管和肺动脉行袖状切除术，但胸外科团队缺乏对肺动脉（PA）近心端的把控能力，此刻正面临着无法控制的出血。于是我被叫到手术室，为患者建立体外循环，以便尽快抢救。而当我到达手术室时，看到一名同事正将一根手指插入肺动脉以试图止血，另一位专培医生已经完成了左侧股总动脉和静脉的游离。体外循环机已经备好，就放置在手术室的角落里，灌注师正在预充。我一边洗手，一边让麻醉医生注入肝素。

　　患者股静脉的管径足够大，于是我在其腹侧壁缝制了一个荷包；但股动脉有些麻烦，后壁有钙化灶，搏动尚好，我也在其表面缝制了一个荷包。准备开始实施体外循环。此时全血激活凝血时间（ACT）已经达到体外循环的要求。于是我将静脉插管导丝送入股静脉穿刺针，经麻醉医生确认已经到达右心房后，便将静脉插管沿导丝送入右心房，其间无阻力。我再将另一穿刺针刺入股动脉，将导丝经穿刺针送入股动脉，再次经麻醉医生用超声确认其位于主动脉内，我便将 18 F 的动脉插管经导

T. Sundt (✉)
Chief, Division of Cardiac Surgery, Massachusetts General Hospital, Boston, MA, USA
e-mail: tsundt@mgh.harvard.edu

丝送入，在送入过程中，忽然感到些许阻力感，我停了下来。我看了一下插管上的刻度，意识到动脉插管已经进入动脉数厘米。我可不想去招惹动脉斑块，于是抽出导丝，将动脉插管与体外循环管路连接到一起，开始转机。起初，流量是满意的，但不久麻醉医生就报告说：桡动脉压持续较低，加大去甲肾上腺素剂量仍然无效。而灌注师报告：虽然血压很低，但泵压很高。我立即把手插入左侧胸腔，试图感受降主动脉的张力情况。降主动脉看上去正常，但摸起来感觉硬得像一面鼓。麻醉医生操作经食管超声探头，并没有发现在降主动脉内有夹层迹象。我努力地想解释这种矛盾的现象，并意识到我原本可以简单地把动脉回流管插到降主动脉就行了。而就在这时，麻醉医生说：升主动脉有夹层！

一时间，有如天塌一般，怎么办？

Ⓢ 解决方案

在这个时间点上，其实留给我的选择是极有限的。患者出现的夹层很可能是逆行夹层，此时想在降主动脉上插管是不切实际的，因为这个部位几乎没有真腔——逆行夹层所形成的假腔已经把真腔彻底压闭了，而这也正是超声难于看清夹层血管内膜片的原因。腋动脉插管同样不现实。唯一可行的操作是经心尖插管。我立即切开心包，在左心室心尖处用带垫片的缝线缝制荷包，将动脉插管经心尖穿入左心室，穿行主动脉瓣并进入升主动脉。当我停泵、让血液滞留于心脏时，麻醉医生告诉我患者的脑血氧饱和度急剧下降，经 SedLine 处理的脑电波被严重压低。我刚刚将体外循环的动脉回流管与经心尖置入的动脉插管连接在一起，心脏便开始出现室颤，心电除颤无效。我怀疑夹层已逆行波及冠状动脉近端。我立即和胸外科同事详细说明了情况，明确地告知这种情况不具备恢复的可能，尤其是对于一名肺储备有限的患者，机会更加渺茫。在我看来，最谨慎的方案是放弃治疗。这不仅仅是患者未能侥幸逃脱，更可以说是一次失败。

Ⓓ 讨 论

在本病例中，逆行性夹层确实是股动脉插管所导致的。起初，我内心还是比较坦然的，毕竟所有的过程都有据可依，是按照教科书进行的操作。在送管的过程中使用导丝作为导引而不是使用蛮力。诚然，它并没有像我所希望的那样送入更深的位置，即进入髂动脉；但事实上，在心脏外科开始普遍使用股动脉插管进行体外循环的早期，股动脉插管就是仅插入股总动脉几厘米的。该病例一定存在易受损的斑块，在转机开始后，该斑块从原位凸起，引发夹层。患者的主动脉已显著粥样硬化，降主动脉多普勒超声显影并未变色，提示存在夹层。超声具有一定的欺骗性，其原因就在于所有的血流都进入了假腔，完全无法看到破损的血管内膜片，只是当这一内膜片出现在升主动脉时，才得以确诊。而更为糟糕的情况是：一旦发生夹层，就几乎没有办法恢复。

所以，最好的干预手段就是预防其发生。目前，可触及的股动脉粥样硬化已经引起业内关注。如果在送入插管时，感觉无法顺利通过，则有可能需要采取其他方案。在本例中，当准备置入股动脉插管时，肺动脉的出血已经得到了控制，而且和平时状况并无大的差异，当时我所能做、且最为重要的事情就是停下来，仔细思考遇到阻力的原因。的确，由于我的同事们已经将股动脉显露出来，就等我来执行插管操作，我很自然地有一股往前走的冲动。然而，当时已经打开的左胸侧切口让降主动脉插管更为容易，或者说，在通过股动脉插管时感觉到了阻力，即应考虑选择降主动脉插管，更简单、更安全。所有这些都应该在转机开始之前或者说是夹层发生之前即考虑到。

还应说明的一点是，局限性的视野和固定认知所致的偏差也是造成失败的原因。我之所以没能清晰地认清当时的局面，很重要的原因是患者的主动脉看起来并没有明显的异常，而超声医生也没有看到明显的、因夹层出现而导致的血管内膜片。但事实上，所有其他迹象都指向了术中主动脉夹层——在动脉插管遇到问题后，桡动脉压下降，泵管压力升高，降主动脉张力明显增大。只有超声图像不符合诊断。如果接受了术中逆行性夹层的诊断，可以立即脱离体外循环，恢复降主动脉的前向血流，并且在其延伸到近端主动脉根部之前，逆转夹层的病理反应。认知偏差在时间压力的作用下，会导致风险进一步升高，而时间压力却又是心脏外科中普遍存在的问题。在这种情况下，人类依赖于快速直觉思维及模式识别；但如果这种快速直觉思维及模式识别变得不合理时，我们必须有意识地将其转变为缓慢的算法思维：列出所有事实、所有可能的解释以及所有程序选项。当然，在临床实际情况中，往往是说起来容易做起来难。

参考文献

[1] Kahneman D. Thinking fast and slow. New York: Farrar, Straus and Giroux, 2011.

[2] Klein GA. Sources of power: how people make decisions. Cambridge: MIT Press, 1998.

27

ECMO 期间的低氧血症

Jerome C. Crowley

Ⓟ 问题的发生

　　一个周末假期，我要代同事负责心外科医疗事务。早上，我在 ICU 内巡房，较早见到的一名患者恰恰就是我那位同事负责的患者。由于术后无法脱离体外循环，且合并大量出血，只好选择了体外膜肺氧合（ECMO）治疗。管床护士高兴地对我说：从胸管引流量和实验室检查结果来看，出血几乎已经完全停止了。我松了一口气，看来不用在这个周末假期再开胸探查了。在进一步的检查中，我很高兴地发现超声提示患者心脏搏动有所改善，这提示患者的心功能逐渐恢复。当时正在给患者输注钙通道阻滞剂来应对高血压。唯一一个亮红灯的指标就是动脉血氧饱和度，即使有充足的 ECMO 辅助流量，血氧饱和度也只有90%。我留意到动脉测压位于左股动脉，我让护士建立一个右桡动脉测压通路，并在这里抽血气。

　　当我继续查房时，收到了动脉血气结果的传呼：患者无酸中毒，但右桡动脉复核的动脉血氧饱和度仅为87%。床旁的 ECMO 专家立即检查了氧合器前、后的氧分压，提示氧合器功能良好。我回到患者床边，此时，无论是呼吸机还是 ECMO，给入氧浓度都已经是100%了，但右侧桡动脉血气所显示的氧饱和度的确只有84%。

J. C. Crowley (✉)

Department of Anesthesia, Massachusetts General Hospital, Boston, MA, USA

e-mail: jccrowley@mgh.harvard.edu

T. M. Sundt et al. (eds.), *Near Misses in Cardiac Surgery,*
https://doi.org/10.1007/978-3-030-92750-9_27

我们立即给患者行床旁胸部 X 线片检查，结果提示：由于过去 48 h 曾输入大量血制品，患者目前表现为严重肺水肿，而这也正是我担心的。我要求立即强化利尿，但效果很差，由于手术造成的急性肾损伤使襻利尿剂效果欠佳。我们遂请肾内科急会诊并开始床旁透析，但此时的血氧饱和度已经下降至 78%。呼吸治疗师将呼吸机参数调高，拟改善氧合，而我更担心增高的气道压会使双肺受到进一步的损伤。虽然有一些关于静脉使用钙通道阻滞剂可能会导致肺内分流的文献，但缺氧状况的不断恶化已经让我顾不得更多。我要求 ECMO 团队立即尝试更换新的氧合器，而我也沮丧地叹了口气，不得不处理一个甚至根本不属于我的不稳定患者。

Ⓢ 解决方案

ECMO 团队到达后，置入了经食管超声心动图（TEE）探头。我准备将 ECMO 换为 V-AV ECMO 模式。于是在超声辅助下，我们采用 Seldinger 技术穿刺右颈内静脉，植入尺寸合适的动脉导管，并在 TEE 引导下将股静脉插管后退至下腔静脉的水平。接下来，短时间暂停 ECMO，将颈内插管与股动脉插管用"Y"形管连接在一起。重新开机后，患者的血氧饱和度开始上升，平均动脉血压也有一定程度的下降。

我建议停用血管扩张剂，并在"Y"形管的两个分支管处使用流量调节夹，将股动脉的流量控制在 2 L/min，将颈静脉的流量加大到 4 L/min。但此时股静脉管路被过大的抽吸力冲击得不停抖动，提示引流相对不佳；而又因患者存在肺水肿，不能输注更多的液体。于是，我决定在对侧股静脉再开一条引流通路。实现了双侧股静脉引流后，静脉管终于停止了抖动，流量也达到了目标水平。胸部 X 线片确认了插管位置理想，血气分析提示血氧饱和度上升至 99%。我让 ICU 团队在患者机体可耐受的前提下继续强化利尿，排出体内的水分；并发送手术通知单，计划次日在手术室内拔除动脉插管。

Ⓓ 讨 论

该患者所表现出来的症状是典型的差异性缺氧，也称为 Harlequin 综合征或南北综合征。其发生的主要原因是经股动脉插管行 VA ECMO：氧合血液经股动脉回输后，逆行向上，与心脏搏出的血液相混合。当自体心脏功能较差时，发生血液混合的位置会更靠近主动脉瓣，以维持全身氧合。反复经右桡动脉抽取血气分析可以获知全身的氧供情况（此位点所获得的血氧饱和度最接近颈动脉的血氧饱和度），但需要说明的是：经此位点进行血气分析是无法获知冠状动脉血氧饱和度的。随着心肌功能的恢复（或者因使用了经皮心室辅助装置，且心室辅助装置的支持不断增加），来自心脏的血液和来自 ECMO 回输的动脉血的混合位置会逐渐向主动脉远心位置移动。如果患者自身的肺功能完好（单纯心力衰竭），可能并不会产生非常严重的后果，因为由心脏射出的血液可能已经是充分氧合的血液。然而，如果患者患有严重的肺部疾病［常见于容量超负荷或急性呼吸窘迫综合征（ARDS）患者］，则心脏排出的血液将明显缺氧，这意味着大脑所接收的血液主要是缺氧血液。

可以根据患者的具体情况，从多种管理方案中选择最为理想的一种。首先应确保 ECMO 管路功能正常，这样才能使患者获得理想的氧合血液。在可能的情况下，应通过脉搏搏动和超声心动图来评估心脏功能。首要策略是优化呼吸机设置，但对于罹患严重 ARDS 者，这一措施可能还不够；其次是将外周插管改为中央插管，这样可以避免血液混合所带来的问题——但对于心脏功能正在恢复的患者来说，这一做法可能意味着康复的倒退，毕竟需要锯开胸骨才能进行操作。而本病例采用的策略是 V-AV ECMO。

V-AV ECMO 是 VV ECMO 和 VA ECMO 的组合。血液从机体引流出来后，经过氧合再回输给患者。部分血液回输至股动脉，用以支撑血压/灌注（VA 部分，也称动脉部分）；而另一部分则是回输至颈静脉，在血液进入肺部之前对血液进行"预氧合"（VV 部分，也称静脉部分）。根据平均动脉压和右上肢的血氧饱和度来调整两部分的流量比例。如果动脉部分可以充分下调，说明患者可能已具备移除动脉成分辅助的条件，仅使用 VV ECMO 即可，直至肺功能恢复。值得注意的是，V-AV ECMO 需要更高的流量，因此可能需要额外的静脉引流（有效创建 VV-AV ECMO 回路）。

参考文献

[1] Sidebotham D. Troubleshooting adult ECMO. J Extra Corpor Technol, 2011, 43(1): 27–32. PMID: 21449237.

[2] Biscotti M, Lee A, Basner RC, et al. Hybrid configurations via percutaneous access for extracorporeal membrane oxygenation: a single-center experience. ASAIO J, 2014, 60(6):635–642

[3] Brasseur A, Scolletta S, Lorusso R, et al. Hybrid extracorporeal membrane oxygenation. J Thorac Dis, 2018, 10(Suppl 5):S707–715.

[4] Eckman PM, Katz JN, El Banayosy A, et al. Veno-arterial extracorporeal membrane oxygenation for cardiogenic shock: an introduction for the busy clinician. Circulation, 2019,140(24):2019–2037.

28

应用激光拔除起搏导线时上腔静脉撕裂

Travis Hull　Masaki Funamoto

Ⓟ 问题的发生

自心脏电生理科（EP）同事立项开展关于"起搏导线拔除"的研究项目，我们便一直共同努力，也因此建立了密切的工作关系。虽然说"旁观"他们的工作不如自己干有乐趣，但在这个过程中我还是发现：如果在手术室外拔除起搏导线时发生错误，会面临灾难性的后果。谁知道呢，也许有一天，我们也会开展手术治疗心律失常的实践研究，那时他们也可能一起参与呢。总之，与同事的关系很重要。

今天早上，EP 同事给我发来会诊，请我协助为一例有病态窦房结综合征的 84 岁患者移除单腔起搏器。该患者在 2 d 前开始出现发热、精神状态改变等，诊断为金黄色葡萄球菌菌血症。经食管超声心动图（TEE）提示：在起搏导线心房水平可见一 1.3 cm×2 cm 的赘生物，可移动；心功能正常，无心包积液。患者的起搏器是在 20 多年前经皮穿刺经左锁骨下静脉入路放置的，这增加了须通过激光辅助拔除起搏导线的可能性。

我们从下颌到膝盖都做好了消毒、铺巾准备，包括心脏灌注、胸骨切开及动、静脉插管在内所需的各种器械均处于待命状态。移除起搏发

T. Hull
Department of Surgery, Massachusetts General Hospital, Boston, MA, USA
e-mail: Thull1@partners.org

M. Funamoto (✉)
Department of Cardiothoracic Surgery, Methodist Hospital, San Antonio, USA

T. M. Sundt et al. (eds.), *Near Misses in Cardiac Surgery,*
https://doi.org/10.1007/978-3-030-92750-9_28

生器后，我小心地下拉起搏导线，直至其固定位，然后给 EP 专家让开位置，由他们使用激光将起搏导线取出。想到他们大概会需要一些时间才能把导线取出来，我就脱了手套，去手术室休息室点了杯咖啡，一会儿我再回来把起搏器囊袋缝好便是。我刚刚抿了一口这杯 8 美元的拿铁，就收到巡回护士发来的"即回手术室"的寻呼，我差点没呛着，随手把咖啡扔进了垃圾桶，立即跑回了手术室。此时患者的血流动力学状态已经变得非常不稳定，中心静脉压（CVP）上升，收缩压下降。TEE 立即证实了我的猜测：大量心包积液——术前并不存在。右心房塌陷，室间隔向左心室偏移。

Ⓢ 解决方案

根据患者当前的血流动力学状态及 TEE 所见，我很快意识到患者可能已经发生了心脏压塞，而压塞的原因在于起搏导线长期留置、感染，在取出导线时造成穿孔。我快步走去洗手，就在这时，听到心内科医生和我说：是否可以经皮穿刺引流？不要开胸手术。遗憾的是，我那虽然有限但却记忆异常深刻的经验告诉我：这样严重的血流动力学崩溃很可能是由于发生了上腔静脉（SVC）撕裂，甚至是右心室穿孔。此时尝试经皮导管引流只会带来进一步延误的风险。我选择剑突下心包开窗，这是引流大量心包积液的可靠选择。积液中有可能含有血凝块，必要时可以向上延长切口，直至完整地将胸骨切开。我在剑突下做了一个 8 cm 的切口，解剖皮下组织，直到看到心包。当我切开心包时，暗红色的血液和凝块喷涌而出，患者的血流动力学状态立即改善。我将吸引器插入心包腔内，可以看到有大量血液持续流出。尽管进行了积极的液体复苏，但患者仍出现了低血压，心率升至 130 /min。

陪我经历过所有这类灾难的灌注师，一直在密切关注着患者病情的变化，看到麻醉团队通过快速输液器启动大量输血方案（MTP），无须我开口，他立即完成了体外循环管路的预充，这就是我默契的合作伙伴。我立即锯开胸骨，进入心包。深红色的血液从右心快速涌出，破口位于 SVC 与右心房的移行处，沿外侧壁向后撕裂开来。此时，患者的血流动力学状态变得非常不稳定。我要求麻醉医生立即注射肝素，然后将一根 21 F 插管快速插入升主动脉，没有缝制荷包。启动体外循环，暂时使用冠状吸引（Poole 吸引）作为静脉回流通路，直到将一条 29/37 F 双级插管插入右心房，才开始了真正意义上的体外循环。随后，我将冠状吸引经 SVC 破损处置入 SVC 内协助引流以获得洁净的术野。

此时，体外循环已进入全流量转机状态，患者的病情得以稳定，我的心也随之定了下来。在毫无悬念的情况下取出了起搏导线，缝闭了左锁骨下静脉穿刺口和起搏器囊袋。而后，我将注意力集中在 SVC 破损点，直接缝闭还是用补片修补？虽然我非常想直接缝闭破口，但我见过太多的 SVC 综合征病例——对于外科来说，这是众所周知的困难手术。如果采用另一方案，那么我倾向于双腔静脉插管，这样就可以获得更为理想的术野，同时用补片修补后壁上大的不规则裂口。而此时的患者生命体征平稳，我正好可以利用这一机会进行操作。于是我在破口上方的 SVC 缝制荷包，置入一根 24 F 的直角插管；在下腔静脉（IVC）处缝制另一个荷包，插入一条 28 F 的单级管作为 IVC 引流，这样，在必要时可以用紧缩带阻断 IVC。快速完成静脉回流插管置换后，我便用 4-0 Prolene 线连续缝合，将一块自体心包用作补片，修复破损点。术毕顺利撤停体外循环，鱼精蛋白中和后，止血效果良好。关胸，患者被送往 ICU，康复顺利，术后第 5 天出院。

⒟ 讨 论

现今，永久起搏器（PPM）和植入式心脏复律除颤器（ICD）的取出已成为 EP 和心脏外科合作的范例。虽然 EP 医生通常能够完成起搏器导线移除，一般不出现并发症，也常常无须外科医生的协助；但锁骨下静脉、无名静脉、SVC、右心房或右心室的穿孔风险不可忽视，相关发生率为 0.14%~0.8%[1-2]。因此，识别有穿孔风险的患者并做好相应准备至关重要。具体包括：在"镶嵌"心脏手术室中执行此类手术操作；从下颌到胸部这一区间均需进行消毒、铺巾，以充分显露；准备好心脏直视手术器械和体外循环；完善与心脏麻醉相关的术前讨论及术中准备，包括术中 TEE 以及各种监测（动脉）或复苏（中心静脉）管路；应格外关注高危或体弱患者。穿孔的风险因素包括高龄、女性、左束支传导阻滞、心力衰竭和非单腔起搏装置[1]。移除 PPM/ICD 过程中导致穿孔的其他风险因素包括：移除的适应证（装置升级、导线感染或 ICD 功能障碍），导线留置在体内的时间。虽然更换 PPM/ICD 时有可能损伤锁骨下静脉，但大部分损伤可以通过腔内治疗进行修复；对于更近端的损伤（最常见

的是 SVC, 较少见的是右心房或右心室), 则需要直视开胸手术进行干预,
死亡风险可达 36%~50% [2-3]。

一旦发生穿孔, 应做到快速辨识, 并迅速、有针对性地采取行动。
对于那些移除 PPM/ICD 时病情不稳定的患者, 应结合血流动力学参数和
TEE 表现快速判断是否存在心脏压塞。TEE 将显示心包腔内的液体迅速
积聚, 伴右心室塌陷及心室受压, 室间隔向左心室侧偏移; 血流动力学
将表现为中心静脉充盈压升高和心输出量减少。此时的患者有可能迅速
发生血流动力学状态恶化, 收缩压与舒张压相等, 心动过速进展为无脉
电活动 (PEA) 心搏骤停 [4]。

当发现存在心脏压塞时, 必须立即手术。最新的研究证明: 对于移
除 ICD 时引起的孤立性 SVC 撕裂伤, 可使用顺应性良好的血管内球囊
进行填塞, 安全有效 [3]。但这种方法要求对 SVC 穿孔点有明确的定位,
因此并不适用于失代偿的患者。经皮引流积液是一种侵入性最小的选
择, 但无法通过手术闭合破裂的孔洞, 且在大出血和 (或) 引流不充分
的情况下 (例如部分血液已形成血凝块), 则可能会导致失血和 (或)
持续压塞等病理表现。在紧急情况下, 胸骨切开被认为是主要的手术方
法, 但在某些情况下, 尤其是怀疑右心室穿孔时, 剑突下心包开窗是一
种合理的选择。可以使用最少的设备 (手术刀和剪刀) 快速有效地进行
剑突下心包开窗, 以缓解压塞并能争取治疗时间, 使手术室团队为紧急
胸骨切开术做好准备, 心脏灌注团队也可为体外循环做好准备。此外,
右心室穿孔有时可以通过剑突下入路修复, 特别是对于心脏较小的患者。
对于持续出血和血流动力学不稳定且经剑突下入路未发现明显穿孔的患
者, 应怀疑右心房和 (或) SVC 损伤, 须急诊行胸骨切开。胸骨切开后
是否需要进行体外循环则取决于损伤的程度和位置。右心室、右心房或
SVC 前表面的简单穿孔, 可以在非体外循环下用带垫片缝线修复, 而难
以快速观察和修复的复杂撕裂伤, 尤其是血流动力学不稳定的患者, 应
全身肝素化、并在体外循环下完成修复。迅速完成主动脉插管, 无须缝
制荷包, 且可以使用冠状吸引作为静脉回流手段将患者置于体外循环下,
尽早开机、回收失血。大的撕裂伤或延伸到 SVC 或右心房后表面的破损,
则可能需要分别对 SVC 和 IVC 进行插管, 以便使心脏保有一定的活动度,
有助于发现破损部位, 然后在无血、且可将心脏推向左侧的情况下来完
成修复。应牢记: 紧急 SVC 插管的一个选择是通过右心耳插入 6.5 号带

套囊的气管插管,将气囊充气可以控制出血,而管腔则与静脉回流相连。

为了避免术后 SVC 狭窄和继发的 SVC 综合征,修复这些类型的损伤应使用补片进行组织重建。可以通过 TEE 来确认补片的大小是否充分,确保修复处不存在明显的压力阶差。悉心的呵护和管理将会避免在未来发生慢性病变,特别是如果需要再次经静脉置入新的起搏导线时更是如此。另外,还应认真检查无名静脉,虽然它并不是一个常见的受损部位,但如果存在损伤,可在必要的情况下进行修复,甚至结扎。

参考文献

[1] Hsu JC, Varosy PD, Bao H, et al. Cardiac perforation from implantable cardioverter-defibrillator lead placement: insights from the national cardiovascular data registry. Circ Cardiovasc Qual Outc, 2013, 6(5):582–590.

[2] Brunner MP, Cronin EM, Wazni O, et al. Outcomes of patients requiring emergent surgical or endovascular intervention for catastrophic complications during transvenous lead extraction. Heart Rhythm, 2014,11(3):419–425.

[3] Azarrafiy R, Tsang DC, Boyle TA, et al. Compliant endovascular balloon reduces the lethality of superior vena cava tears during transvenous lead extractions. Heart Rhythm, 2017,14(9):1400–1404.

[4] Appleton C, Gillam L, Koulogiannis K. Cardiac Tamponade. Cardiol Clin, 2017, 35(4):525–537.

29

置入胸腔引流管治疗血胸时的意外

Lynze R. Franko　　Kenneth T. Shelton　　Arminder Jassar

ⓟ 问题的发生

　　患者是一名 75 岁男性,体质虚弱。既往因心房颤动而服用阿哌沙班,同时还患有慢性阻塞性肺疾病(COPD)需要居家氧疗。本次就诊是因跌倒后出现胸痛和呼吸短促,经救护车送至急诊室。胸部 X 线检查显示,患者存在中等量血气胸,伴左侧肋骨多处骨折。我决定帮助实习医生采用 Seldinger 技术放置 14 F 胸管。毕竟,带教是医学院中重要的工作之一。插管的预计目标位置是在第 5 肋间隙。放置胸管时,通过穿刺针和注射器抽出了血液,考虑到患者有血胸,因此这并不意外。我们顺利置入引流管,还忍不住对自己满意地微微一笑。

　　这不过是我成为胸心外科专培生的第 3 个月,我就掌握了带教思维!

　　我的预判是会有大量的血液在置管后立即排出,但没想到的是,患者的血压会下降到只有 90 mmHg 多的水平。难道不应该是随着积液的引出血压有所改善吗?我估计是因为患者使用阿哌沙班才会有大量出血,但当引流液的颜色从深红色变成鲜红色时,我原本的信心变成了恐惧!

L. R. Franko · A. Jassar (✉)
Department of Surgery, Massachusetts General Hospital, Boston, MA, USA
e-mail: ajassar@mgh.harvard.edu

L. R. Franko
e-mail: Lfranko@mgh.harvard.edu

K. T. Shelton
Department of Anesthesia, Massachusetts General Hospital, Boston, MA, USA
e-mail: kshelton@mgh.harvard.edu

我赶忙夹住引流管，让护士赶快取血，然后前往 CT 扫描查看原因。胸管的尖端竟然在左心室腔内，难怪血压会低！

此时此刻，我该怎么做？

⑤ 解决方案

我怀疑发生这一问题的关键是只考虑了患者存在血胸而没有考虑到患者的心脏已经明显扩大。谢天谢地，好在我当时并没有选择更大口径的引流管。我打电话给手术室通知急诊手术，同时告知团队医生夹闭胸管并确保固定到位；此时拔除引流管可能会导致患者立即因失血而死亡。虽然我意识到引流管上还有侧孔，但还是希望这条引流管能部分堵塞住左心室的破孔。抓紧时间最为重要。幸运的是，手术室已经准备好了，而心脏麻醉团队刚刚完成了一个手术，这个团队非常出色。

我们以最快的速度完成了麻醉诱导和消毒、铺巾。当主治医生从家里赶到手术室时，我已完成胸骨正中切开，可以看到心包的张力非常高。这是我惹的麻烦，我有责任解决它，所以主治医生站到了手术台的左边做助手。切开心包后，首先清除了积聚在心脏周围的血凝块。考虑到患者正在服用抗凝药，所以我打算首先尝试控制出血点，而不是优先建立体外循环。值得说明的是，从非体外循环手术中我已经获得了一个经验，知道在不提吊右侧心包、任由其保持自然状态的情况下，左侧的心尖可以提高多少还能保持稳定的血流动力学状态。有时，甚至可以打开右侧胸膜腔，这样在提吊心尖时可以避免右心房受压。但考虑到患者的心脏已明显扩大，我担心如果过度搬动心脏可能会导致胸管移位。如果真的发生了这样的情况，那么眼下还受控制的状况会立即变成无法控制的出血和低血压。

体外循环开始后，我缝置了几条心包提吊线，慢慢抬高心尖，拉起左侧心包。幸运的是，引流管刺入心室的部位离左前降支还有一定的距离。我拔掉引流管，小心地避开冠状动脉，用 1/2 4-0 Prolene 圆针（SH）带大毡垫片修复心室损伤。注意：缝线打结时不易过紧，否则会造成更大的撕裂，遇到的麻烦甚至多过线结过松。可以多缝一针，而不要指望一针就能解决全部的问题。患者撤离了体外循环，恢复得很顺利，神经系统也没有受到过多的不良影响。

Ⓓ 讨 论

不能将放置胸管视为"无并发症"的简单操作。文献报道，因置入胸腔引流管而造成的严重并发症发生率达 5%~10%[1-2]。放置期间最常见的并发症包括置管位置错误及一些与操作相关的并发症[1-2]。如果在有明显粘连的胸膜腔内置管，可能会出现严重的甚至是急性、大量的胸膜腔内出血；如果置管位置过低，则有可能伤及肝脏或脾脏，特别是对于因膈肌麻痹或肥胖而导致膈肌升高的患者，这一问题尤其严重[1-3]。如果肺部长时间受压，可能会发生膈神经损伤及复张性肺水肿。超声引导可显著降低并发症发生率，在时间允许的情况下，当前的临床操作多会使用超声作为辅助手段[1]，尤其是针对高危人群[1-3]，这类人群包括既往接受过胸腔内手术、胸膜固定术、心脏扩大、腹水和膈肌功能障碍的患者，但紧急状况除外[2,4]。清楚地了解解剖标志对于在安全三角内放置胸管至关重要[2,4]。

在上述病例中，有证据表明是在插入猪尾胸管过程中造成的左心室穿孔。发生这种情况时，应使用经食管超声心动图（TEE）仔细评估瓣膜功能，判断其是否受损，这一点很重要，部分患者可能也需要修复受损的瓣膜[3]。胸骨正中切口有助于建立体外循环，便于更有效地清除积聚在心包中的血液，因此建议选择此入路；但如果必须在急诊室进行处理，则左胸切口更为合适。是否在体外循环下进行修复，取决于穿孔的位置、术野显露的情况以及在操作心脏时的血流动力学稳定性。如果患者在体外循环下表现出稳定的血流动力学状态，则可能并不需要使心脏停搏即可完成手术操作[3]。需要说明的是：如果在非体外循环下进行修复，那么，在拔除导管之前应缝置缝线，以减少失血，且缝合的精准度也会更为理想[3]；在这种情况下，使用临时快速心室起搏可能有助于准确的缝合[3]。

参考文献

[1] Mao M, et al. Complications of chest tubes: a focused clinical synopsis. Curr Opin Pulm Med, 2015,21(4):376–386.

[2] Filosso PL, et al. Errors and Complications in Chest Tube Placement. Thorac Surg Clin,

2017,27(1):57–67.

[3] Varghese S, et al. Surgical Management of Iatrogenic Left Ventricle Perforation by Chest Tube Insertion. Ann Thorac Surg, 2019,108(6):e405–407.

[4] Shin-Kim J, et al. Left ventricular perforation with catheter decompression. Am J Emerg Med, 2019, 37(2):377.e5–377.e6.

30

肺动脉高压

Corey Spiro   Michael G. Fitzsimons

Ⓟ 问题的发生

　　喝完今天早上的第 4 杯咖啡，我自信满满、精力充沛地走进手术室。今天的患者是一名 48 岁的女士，计划行二尖瓣成形术。她住在缅因州偏远地区的一间小屋里，她说"自己没有任何健康问题"，几十年没有看过医生，而直到上周——她因严重呼吸急促而到急诊室就诊。胸部 X 线显示中度肺水肿并伴有少量胸腔积液，N 端脑钠肽前体（NT-pro-BNP）升高至 4000 pg/mL（ng/L）。经胸超声心动图（TTE）显示严重的二尖瓣反流，伴有 P2 扇区局部脱垂。左心室舒张末期直径达到 6.8 cm，这说明病变并非新发。左心室射血分数为 65%。右心室也有中度扩张，收缩功能处于正常下限，三尖瓣中度反流。瑞加诺生 – 甲氧基异丁基异腈（Regadenoson-MIBI）应激试验显示无心肌缺血。患者入院后，已连续数日静脉注射呋塞米强化利尿。至今早，其胸部 X 线检查已有明显改善。我感觉非常好，经治疗她已达到了适合手术的最佳状态（尽管我注意到从车床移到手术台这个简单的动作也让她有些气喘吁吁）。

　　考虑到患者麻醉诱导、动静脉穿刺还需要时间，我走向休息室，想着

C. Spiro
Department of Anesthesia, Critical Care, and Pain Medicine, Massachusetts General Hospital, Boston, MA, USA

M. G. Fitzsimons (✉)
Division of Cardiac Anesthesia, Department of Anesthesia, Critical Care, and Pain Medicine, Harvard Medical School, Massachusetts General Hospital, Boston, MA, USA
e-mail: MFITZSIMONS@mgh.harvard.edu

© The Author(s), under exclusive license to Springer Nature Switzerland AG 2022
T. M. Sundt et al. (eds.), *Near Misses in Cardiac Surgery*,
https://doi.org/10.1007/978-3-030-92750-9_30

再来杯咖啡。但没多久，麻醉医生就把我叫回了手术室。他刚刚置入了肺动脉插管，患者初始的血流动力学参数如下：血压 117/58 mmHg，中心静脉压（CVP）20 mmHg，右心室压 98/18 mmHg，肺动脉压 97/42 mmHg，肺毛细血管楔压（PCWP）17 mmHg，肺血管阻力（PVR）为 4 Wood 单位，热稀释法测量的心指数（CI）为 1.9 L/（min·m²）。考虑到三尖瓣存在一定程度的反流，我让麻醉医生复查 CVP 和动脉血气，用 Fick 法再次核查心输出量，结果与热稀释法的测量值完美契合。麻醉医生开始尝试通过加深麻醉、调整呼气末正压（PEEP）优化肺顺应性、停用所有α受体激动剂、上调吸氧浓度（FiO_2）至 100% 过度通气等来降低肺动脉压。不幸的是，所有这些措施并没能大幅降低肺动脉压。

此时此刻，我该怎么做？我站在决策的十字路口：继续手术抑或暂停手术、转回 ICU？

Ⓢ 解决方案

我高度怀疑患者的肺动脉高压是由严重的二尖瓣反流造成的。即便如此，PVR 的升高（加上我怀疑患者的病程应该有很长的时间）使我相当担心患者患有毛细血管前、后混合性肺动脉高压。在进行手术之前，我决定使用肺血管扩张剂看看高 PVR 是固定的还是可逆的。按照我的要求，麻醉医生给患者持续雾化吸入依前列醇；几分钟后，肺动脉压降至 68/40 mmHg，心指数提升至 2.1 L/（min·m²）。此时，我已经确信患者的肺血管床病理改变具有可逆性，起码是部分可逆的，于是我决定继续手术。

二尖瓣成形术进展顺利。但在是否放置三尖瓣成形环这个问题上，我进行了快速的权衡。最终我决定不放环，原因是：我担心放置成形环在减少反流的同时，增加了右心室的有效后负荷（更不用说会延长体外循环时间）；对于肺血管压已经升高的患者，这有可能导致右心室衰竭。

复温阶段，在完成心腔排气后我缝闭了左心房切口。开放主动脉后，我与麻醉医生讨论在撤停体外循环期间应如何辅助右心室的收缩功能。我同意除了开始注射肾上腺素和米力农以外，还应恢复吸入依前列醇。米力农会导致血压有所下降，原因在于外周血管阻力（SVR）的下降。于是，我建议麻醉医生可以适当给予血管升压素，以抵消 SVR 的降低，同时对 PVR 的影响最小。当开始使用这些药物且患者已复温，我便指导灌注师慢慢撤停体外循环，其间密切观察肺动脉压和 CVP 的变化。

左、右心室的功能与术前相比没有变化，但三尖瓣反流有所增加，似乎稳定地处于"中度反流"程度。而肺动脉压仍处于 64/38 mmHg 水平，这有些令人担忧。当我准备拔除动静脉插管时，鱼精蛋白的注入速度非常缓慢，很幸运，血流动力学状态一直保持不变。止血、关胸，患者被送往 ICU，情况稳定。

当天下午的晚些时候，我们为患者拔除了气管插管。但在接下来的几天里她仍留在 ICU 观察，同时逐步停用了肾上腺素、米力农、依前列醇和血管升压素。给予呋塞米强化利尿，术后第 2 天的 TTE 显示三尖瓣轻度反流，但肺动脉压仍然较高。我咨询了肺动脉高压专家，他建议患者开始口服西地那非。患者遵医嘱出院，几周后随访时在办公室见到我，她说她自觉整个身体的功能状态已经有了显著改善。

Ⓓ 讨 论

正常的平均肺动脉压约为（14±3）mmHg，如果平均肺动脉压 > 25 mmHg 则定义为肺动脉高压。对于心脏手术患者，肺动脉高压与并发症发生率及死亡率的增加密切相关。世界卫生组织（WHO）根据病因将肺动脉高压分为 5 组：第 1 组为因特发性疾病而导致 PVR 升高的患者；第 2 组为有左心疾病的患者，包括左心室功能障碍和（或）瓣膜疾病；第 3 组为因肺部疾病或慢性低氧血症而患有肺动脉高压者；第 4 组为慢性血栓栓塞性肺动脉高压者；第 5 组包括机制不明确或多因素的患者。

另一种分类方法是将肺动脉高压分为毛细血管前性（肺血管阻力增加）、毛细血管后性（肺血管阻力正常但肺静脉压升高）和混合性。长期的毛细血管后肺动脉高压可能会导致肺血管重塑，并伴有中层肥厚，引起毛细血管前后混合性肺动脉高压，此类患者的 PVR 表现为固定升高。描述毛细血管前与后疾病的关系需要计算 PVR。测量跨肺压差（定义为平均肺动脉压与肺毛细管楔压之间的差值）也很有帮助：如果跨肺压差 > 12 mmHg，则表明肺动脉高压与肺静脉压的升高"不成比例"。

肺动脉高压的治疗方法取决于其潜在的发生机制，因此区分毛细血管前和毛细血管后肺动脉高压至关重要。治疗毛细血管后肺动脉高压需要治疗其潜在的心室衰竭：应用利尿剂、血运重建以及矫治主动脉瓣或二尖瓣疾病,通过降低肺静脉压来降低肺动脉压。对于因二尖瓣疾病而导致的单纯毛细血管后肺动脉高压的患者,理想的二尖瓣手术有可能将肺动脉压恢复至正常水平。对于毛细血管前肺动脉高压的患者,使用肺血管扩张剂有助于改善病情。围手术期常用的肺血管扩张剂包括吸入鸟苷酸环化酶激活剂(如一氧化氮)、吸入前列腺素(如依前列醇)和静脉注射磷酸二酯酶抑制剂(如米力农)。还有多种口服药物可以考虑使用,包括内皮素受体拮抗剂、鸟苷酸环化酶刺激剂和磷酸二酯酶抑制剂。

如果怀疑毛细血管前肺动脉高压(如本例患者),在手术前应慎用肺血管扩张剂。应明确升高的 PVR 是固定的、完全可逆的,还是使用肺血管扩张剂后部分可逆,这有助于决定是否继续手术,同时有助于对右心衰竭的风险进行分层,以及判断撤停体外循环的难度。

参考文献

[1] Farber HW, Loscalzo J. Pulmonary arterial hypertension. N Engl J Med, 2004,351 (16):1655–1665.

[2] Konstam MA, Kiernan MS, Bernstein D, et al; American Heart Association Council on Clinical Cardiology, Council on Cardiovascular Disease in the Young, and Council on Cardiovascular Surgery and Anesthesia. Evaluation and management of right-sided heart failure: a scientific statement from the American Heart Association. Circulation, 2018,137(20): e578–622.

[3] Patel H, Desai M, Tuzcu EM, et al. Pulmonary hypertension in mitral regurgitation. J Am Heart Assoc, 2014,3(4):e000748.

[4] Sarkar MS, Desai PM. Pulmonary hypertension and cardiac anesthesia: anesthesiologist's perspective. Ann Card Anaesth, 2018,21(2):116–122.

[5] Zamanian RT, Kudelko KT, Sung YK, et al. Current clinical management of pulmonary arterial hypertension. Circ Res, 2014,115(1):131–147.

31

主动脉内球囊反搏的故障

Thoralf M. Sundt   Myles E. Lee

Ⓟ 问题的发生

今天我值班，刚刚收到消息：一名有严重三支血管病变的患者从另一家医院转到我们这里，并放置了主动脉内球囊反搏（IABP）。此时正是周五下午，可以预见这个周末我的计划将被彻底打乱。真不知道给这个患者用上 IABP 是真的有临床适用指征，还是导管介入医生们的"周末焦虑综合征"在起作用（不知何故，从周一到周五，IABP 的使用率随时间的推移而升高）。我的一位导师是 IABP 的狂热拥趸，但我确实见过太多因使用 IABP 而导致下肢缺血的情况。此外，一旦放置了 IABP，患者就只能仰卧在床上，相当不舒服。但此时，我必须提醒自己：每位医生都在尽自己最大的努力服务患者，我也是时候要控制住自己愤世嫉俗的情绪。我快速走向心脏重症监护室（CCU）……

到达 CCU 后我见到了这名 72 岁的患者，他没有任何疼痛，除了运动试验呈阳性便再无阳性表现了，这大概更多是由于患者的焦虑情绪导致的。心导管检查证实了严重的左主干病变，右冠状动脉也伴有中等程度的病变。我看着冠脉造影的情况，心想：转诊医生的判断和决策是正确的，好在我到 CCU 后没有发表任何冷嘲热讽的评论。不禁暗暗松了

T. M. Sundt (✉)
Division of Cardiac Surgery, Massachusetts General Hospital, Boston, MA, USA
e-mail: Tsundt@mgh.harvard.edu

M. E. Lee
Cardiothoracic Surgery, Centinela Hospital Medical Center, Inglewood, CA, USA

© The Author(s), under exclusive license to Springer Nature Switzerland AG 2022
T. M. Sundt et al. (eds.), *Near Misses in Cardiac Surgery*,
https://doi.org/10.1007/978-3-030-92750-9_31

一口气。患者除了有糖尿病，其他方面都很好，而且糖尿病控制得也很好。我权衡了一下到底是周六还是等下周一再做这例三支血管病变的旁路移植手术：周六做就要占用我的周末时间，而周一做会让患者经历更长时间的不适。与患者简短交谈后，我决定第二天早上手术，眼下先回家。

凌晨 4:00，电话响了…… ICU 团队已经被这个 IABP 的球囊折腾了一个多小时。最开始，他们在氦气管路中发现了一些血迹，于是便打电话给重症监护医生，这位医生又打电话给当晚值班的心脏介入专家。经过一番来回，终于找到了一位心内专科培训医生来更换球囊。但等专培医生来了后，却发现无法将球囊拔除，球囊竟然卡在了鞘管里。此时，患者的腿温也是冷的。重症监护医生感到非常焦躁和沮丧。他们竟向那名专培医生建议：这就是一个体力活，不需要思来想去。而这名专培医生似乎正是这活儿的最佳人选。看着气氛越来越紧张，护士们开始担心，于是给我打来电话，他们希望我能给出最佳的方案来解决这个问题。

Ⓢ 解决方案

我对护士表示了感谢，并让他们把电话交给重症监护医生。电话中，我意识到这位医生的焦虑也是源于对患者的关心，于是，我向他保证：考虑到患者的冠脉解剖情况，此时即使停止 IABP 辅助，患者也能很好地耐受。我接着解释道：现在我最担心的是患者的下肢缺血问题。我让外科团队联系一间带有透视检查的手术室，这样我就可以在那里检查股动脉和髂外动脉的情况，同时还可以确定球囊的确切位置，将其远心端和近心端控制后即可直接拔除球囊导管。看看表，离早餐也没多长时间了，于是我告诉手术室团队，移除球囊后马上做冠状动脉旁路移植手术。也好，早起的周末让我有机会给孩子们做个薄饼，说不定早点做完手术还有机会能看一场布雷迪队的足球比赛，希望他们再赢一场。

Ⓓ 讨 论

讨论 IABP 严重并发症的发生率还要看如何定义"严重"，但无论如何，它们肯定并不少见。IABP 是 20 世纪 60 年代推出的一项非常简单但有效的技术，挽救了无数患者的生命；但它也使很多患者的肢体受到了并发症的威胁。对于股动脉较为细小或罹患动脉粥样硬化者，下肢缺血性并发症尤其易发。因此，在置入 IABP 球囊导管后，须格外注意远端肢体的灌注情况。在某些情况下，人们可以选择无鞘管的球囊导管，以尽量减少股动脉的管腔损失。其他并发症还包括：因穿刺点位置过高而导致拔管后发生腹膜后出血，以及因胸主动脉严重病变而继发终末器官胆固醇栓塞及缺血。

然而，就本病例而言，并发症是球囊本身发生结构性失效而造成的。球囊破裂的情况并不常见，然而一旦发生，应及时发现并迅速处理。这一问题可以通过观察球囊充气时管路中是否存在血液，或者驱动管路发生氦气泄漏或高压报警来识别。一经确认，可以将导丝穿过原球囊导管的中央管腔，拔除破裂的球囊导管，然后将新的球囊通过导丝再次置入胸主动脉。如果诊断及时，还曾有人将链激酶输注到气体管路中，而后用肝素盐水冲管。但是，如果在球囊破裂后超过 60 min 才发现，管腔中的血液可能会凝固而阻碍气体流动，这将会阻止球囊完全排空气体，因此会出现难以拔除的问题。一旦出现这种情况，解决方案是在手术直视下将球囊导管拔除；如果患者病情稳定，最好在手术室进行操作。用蛮力去拉扯不一定能将球囊从鞘管中拽出，而且可能会导致髂血管或股血管破裂，甚至撕脱血管壁，这将是灾难性的事件。

Ⓛ 附加病例

·问题的发生

我刚刚给上午这台手术的患者缝完皮，就见到墙上的通告警示器闪现出"47 号手术间紧急呼叫麻醉医生"。我很明确这意味着什么，他们呼叫的不是一般的麻醉医生，他们是在叫心脏麻醉医生，想必是遇到了非常棘手的麻烦事。我让住院医生将这里术毕的患者送回 ICU，我则打电话给患者家属告知手术的情况。刚刚挂断电话，麻醉技师就找到了我，问我能不能去 47 号手术间看一下。当我到达时，患者已经在心肺复苏了。该患者 69 岁，正在接受前列腺切除术。我的第一个想法就是"术中肺栓塞"，但苦于床边没有超声机，别无他法，患者已经处于严重休克状态了。胸心外科住院总已经赶到现场，立即经皮置入了 IABP。然而，在医生们做着心肺复苏时，IABP 的动脉波形却没有明显的反搏切迹。到底怎么回事？球囊怎么不膨胀？

·解决方案

我怀疑这个兴奋的住院医生把股静脉当成了股动脉，把球囊导管插到股静脉去了，而这是心肺复苏时置管最容易犯的错误，因为脉搏和血液的颜色都不能让医生确定导管置入了目标血管——股动脉。这时，心脏麻醉团队已将超声机推到了手术间里，在他们还在跟我介绍病情时，我就让他们赶紧看一下气囊是否已经在右心房了。他们证实了我的怀疑！于是，我在动脉侧经皮穿刺，这个穿刺点仅比上次的穿刺点外移了1 cm，送入导丝，超声医生立即确认在胸降主动脉中可见导丝。随着球囊的置入，血压维持住了。后续的诊断发现，患者并没有肺栓塞的证据；因此推断为急性冠脉综合征，并将患者送往心导管室。

· 讨　论

在理想的情况下，IABP球囊导管的放置应在超声心动图或X线透视下完成，这样便可以确认球囊的放置，其近心端应紧邻左锁骨下动脉发出点的远心位。股总动脉穿刺完成后，应先送入一条导丝，确认其位于胸部降主动脉以后，才可以送入扩张器及球囊导管。在所有的操作步骤中，股总动脉插管这一步骤格外关键，不容忽视。在本病例中，患者的心脏已经停搏，这种情况下或是在心输出量很低、中心静脉压较高的情况下，静脉回流可能会显得轻快且有搏动，的确难以区分动脉和静脉，因此就有可能带来问题。股动脉的穿刺点选择必须正确、合理，既不能太高也不能太低。如果穿刺点过低且位于股浅动脉，有可能导致血管闭塞；如果穿刺点过高，则可能导致危及生命的腹膜后出血。因此，只要时间和技术允许，均需要使用超声成像监测目标血管，这已成为目前的操作常规。

参考文献

[1] Mizrahi I, Bose S, Leibowitz A. Management of intra-aortic balloon rupture and entrapment. Case Rep J Cardiothorac Vasc Anesth, 2019,33(7):1983–1987. https://doi.org/10.1053/j.jvca.2018.08.023. Epub 2018 Aug 17. PMID: 30243865 DOI: https://doi.org/10.1053/j.jvca.2018.08.023.

[2] Fitzmaurice GJ, Collins A, Parissis H. Management of intra-aortic balloon pump entrapment: a case report and review of the literature. Tex Heart Inst J, 2012,39(5):621–626. PMID: 2310975.

[3] Meharwal ZS, Trehan N. Vascular complications of intra-aortic balloon insertion in patients undergoing coronary reavscularization: analysis of 911 cases. Eur J Cardiothorac Surg, 2002,21:741–747. PMID: 11932177. https://doi.org/10.1016/s1010-7940(02)00034-9.

有症状的假性主动脉瓣狭窄

Thoralf Sundt

Ⓟ 问题的发生

　　我刚刚接诊一名罹患主动脉瓣狭窄的 63 岁女性患者，她已经表现出相应的临床症状，拟行主动脉瓣置换术。患者的心脏病学评估（包括心导管检查）是在另外一家医院完成的，评估结果显示并没有明显的冠状动脉疾病。我第一次与该患者的沟通采用的是视频电话——这已成为我远程转诊的首选方式。这样的远程会诊的确很方便，但不足之处是我无法亲自完成患者的体格检查。不过，在当今时代，有了那么多先进的心脏成像技术，谁还需要体格检查呢？至少在查看她的超声心动图之前我是这么想的。患者的主动脉瓣叶增厚，不能正常打开，但我见过比这糟糕得多的情况。患者的瓣叶上几乎没有钙化灶；心室功能即便不是高动力，也是正常的，平均跨瓣压差为 43 mmHg。当然，有些因素并没有统计进来，患者的总体风险还是相当高的。我的顾虑在于——患者到底是否有必要做这个手术？虽然接受心脏直视手术的风险很低，但并非没有；此外，患者主动脉瓣环看起来也很小，能放入一个足够大的人工瓣膜吗？术后，她的症状会有所改善吗？

T. Sundt (✉)

Division of Cardiac Surgery, Massachusetts General Hospital, Boston, MA, USA

e-mail: tsundt@mgh.harvard.edu

© The Author(s), under exclusive license to Springer Nature Switzerland AG 2022

T. M. Sundt et al. (eds.), *Near Misses in Cardiac Surgery,*

https://doi.org/10.1007/978-3-030-92750-9_32

ⓈⓈ 解决方案

在参加经导管瓣膜置换临床试验时，我们建立了"心脏团队瓣膜病会诊"机制。利用这一会议，我向大家汇报了患者的病情，希望可以听听其他人的意见。当然，所有人都希望有机会亲自为患者进行身体检查，而当前我们面临的情况是：团队只能根据有限的数据提出一些假设。幸运的是，刚好有一位资深心内科专家在场——她是个谋杀悬疑小说的粉丝，这种境况好像正符合她的口味。经过一番讨论后，这位心内科专家靠在椅背上询问患者是否正在接受透析。"是的！事实上，在她的动静脉瘘成熟后不久即出现了症状。"远程医院的一位医生回答道，然后便好奇地问："您为什么这么问？"我院的这位心内专家回答说：我以前遇到过一名正在接受透析的患者被发现有盆腔动静脉瘘，透析和动静脉瘘的同时出现导致了高心输出量状态和有症状的假性主动脉瓣狭窄；这名患者一直无法确诊，直至人工瓣膜置换术后才明确了问题所在。因此她不会再被类似的病例迷惑了。于是，我们为患者进行了腹部和盆腔 CT 血管造影（CTA），结果证实了盆腔动静脉瘘的诊断，瘘道被栓塞，患者的症状也得到了缓解。这一会诊机制再次拯救了我们的团队。

Ⓓ 讨 论

我们应牢记：跨瓣压力阶差不仅取决于主动脉瓣口的大小，还取决于通过瓣口的血流量。通常情况下，主动瓣口越小、流量越大，跨瓣压力阶差越大；但是，如果主动脉瓣口严重狭窄，流经此瓣口的流量过小就可能出现压力阶差较小的情况，这将导致主动脉瓣狭窄的诊断难以确定。如果怀疑存在上述低流量性主动脉瓣狭窄，可通过多巴酚丁胺负荷超声心动图试验进行确诊，此时压力阶差将会升高。本病例的情况与此恰恰相反。如果不能解决高流量这一根本病因，置换主动脉瓣只会导致更坏的结果，这是由于人工瓣膜的固定装置必然会造成左心室流出道的进一步阻塞。此外，接受透析的患者，术后发生人工瓣膜心内膜炎的风险将会升高，这是确实存在的问题。对于这样的病例，可以在压迫透析瘘管的同时再次进行压力阶差评估，该方法简单、有效。在某些情况下，瘘管流量可能并不多，这将对诊断造成困难。进一步检查的最好办法是心导管检查。当前，通过心导管检查来评估血流动力学的情况越来越少，而心内科专家对复杂血流动力学状态进行评估的能力也在退化，但心导管检查的确有助于血流动力学的评估，可以帮助本例患者发现异常升高的心输出量，进而有助于提示可能的诊断，并开始寻找导致问题的瘘管。

参考文献

[1] Ennezat PV, Maréchaux S, Pibarot P. From excessive high-flow, high-gradient to paradoxical low-flow, low-gradient aortic valve stenosis: hemodialysis arteriovenous fistula model Cardiology, 2010,116(1):70–72. https://doi.org/10.1159/000314938. Epub 2010 May 26 PMID: 205020132.

[2] Alkhouli M, Alasfar S, Samuels LA. Valvular heart disease and dialysis access: a case of ardiac decompensation after fistula creation. J Vasc Access, 2013,14(1):96. https://doi.org/10.5301/jva.5000094. Epub 2012 Jul 26. PMID: 22865537.

33

肺栓塞

Thoralf M. Sundt

ⓟ 问题的发生

我院心脏外科、心脏内科和呼吸内科的医生刚刚组建了一个肺栓塞应急小组（PERT），这意味着：医院中的任何人都可以提出召开多学科视频电话会议的动议，共同讨论某位肺栓塞患者的治疗。这天，我正在值班，传呼机显示一名 56 岁男性患者前来就诊的信息。该男子 10 d 前从建筑工地坠落，导致股骨骨折并造成轻微脑震荡。创伤外科的医生行动迅速，仅仅 4 d，患者就可以出院了。但眼下患者因急性发作的气促而返回了急诊室——典型的肺栓塞。急诊 CT 扫描显示肺部有大面积鞍形肺栓塞病灶，超声心动图提示右心室扩张。尽管如此，患者在休息时只要给予 2 L/min 的吸氧即可维持良好的状态，且不需要使用正性肌力药物来支持。PERT 团队需要我提出进一步的治疗意见：使用肝素？溶栓？经皮取栓？抑或手术？

ⓢ 解决方案

非常感谢 PERT 团队仍将手术作为治疗急性肺栓塞的一个选择，但必须承认：患者的临床表现良好，我确实很难下决心在胸骨正中做一个大切口来手术治疗。而且患者本身还存在头部外伤史，这也让我犹豫不

T. M. Sundt (✉)

Division of Cardiac Surgery, Massachusetts General Hospital, Boston, MA, USA

e-mail: Tsundt@mgh.harvard.edu

© The Author(s), under exclusive license to Springer Nature Switzerland AG 2022

T. M. Sundt et al. (eds.), *Near Misses in Cardiac Surgery,*

https://doi.org/10.1007/978-3-030-92750-9_33

决，内科同事们也不愿进行溶栓治疗。有人提出将低剂量导管定向溶栓作为替代方案。虽然患者病情看似稳定，但风险仍不确定。因此，我主张在超声检查未提示存在局部血栓时，就预先在右股总动脉和静脉中各放置一条 7 F 插管，并将患者转入医学重症监护室（MICU）接受肝素治疗，以防在紧急状况下需要置入体外膜肺氧合（ECMO）插管。我深知此类患者一旦发生失代偿，其进展速度相当快。但令我松了一口气的是，患者入院 48 h 后的超声心动图显示右心室功能有所改善，在置入下腔静脉血栓过滤器后，患者可以顺利地下地行走，而后出院。

⒟ 讨 论

肺栓塞的治疗目前涉及多学科。多年来，肺栓塞被认为是由住院、制动或低凝 / 高凝状态导致的潜在致命性并发症，对此似乎可以欣然接受。各种心血管疾病经皮治疗技术的蓬勃发展，也对肺栓塞的治疗产生了显著影响。用于抽吸血栓的经皮穿刺治疗设备的出现，以及旨在通过低剂量溶栓剂加速血栓溶解的血管内超声设备的出现，激发了医生对这种疾病的兴趣。现在已有越来越多的治疗方案可供医生选择。

人们对这种疾病进行外科治疗的兴趣重新被燃起，这也是当初约翰·吉本（John Gibbon）和玛丽·吉本（Mary Gibbon）夫妇用毕生的精力来开发心肺旁路泵的动力源泉，他们的工作成果直接演变成为我们今天所使用的体外循环机。在进行外科取栓术时，必须仔细地清除左、右肺动脉内的全部血栓。左肺动脉相对易于操作，但要充分暴露右肺动脉，就需要将主动脉和上腔静脉向两侧牵拉，以便在靠近右肺动脉分支处切开右肺动脉，易于探查和操作。尝试从主肺动脉切口到达主动脉的右侧进行操作，很难充分清除右肺动脉内的血栓。事实上，如果血凝块去除不充分，则有可能在一定程度上造成疗效不佳，进而让人们最终失去通过外科手术来解除肺栓塞的热情。

由于存在大量的补充治疗方法，因此这可能导致在选择治疗决策时具有相当的复杂性，也使得很多医院的 PERT 的理念发生了变化。一旦发现肺栓塞患者，团队就会收到通知，并组织一次临时视频电话会议讨论，介绍病史、检查和影像学检查结果。这一模式已被广泛接受。对于仍存在很大争议的疾病，PERT 为达成更广泛的共识提供了途径。对于本文病例，由于存在右心室劳损，因此可以考虑选择更为积极的治疗方案。虽然中心性血栓的数量看上去有些吓人，但这本身并不是干预的指征；并且根据经验，无论血栓是否导致血流动力学休克，人们都会意识到物理性阻塞程度的剧烈变化，因为伴随着急性肺栓塞，会有显著的生理性的血管收缩。对于本例患者，其头部受伤史使团队放弃了手术干预或溶栓疗法。但如果发现卵圆孔未闭且右心房栓子有可能通过卵圆孔流入左心房，则需要进行手术干预；而事实上，如果出现这样的问题，很多人会主张尝试经皮导管抽吸右房血栓。

对于本例患者，将其转入 ICU 并密切观察是正确的决定。同时，在发生血流动力学崩溃前即置入股动脉和静脉插管，以便在紧急状况下能迅速地建立 ECMO。值得注意的是，鉴于肺栓塞所导致的肺血管收缩会使血流动力学状态崩溃，因此人们越来越热衷于 ECMO 的支持，尤其是在远心端出现血栓或溶栓治疗失败的情况下，因为此时进行开放式外科手术有可能会导致灾难性的出血。

参考文献

[1] Effoe VS, Kumar G, Sachdeva R. Intravascular ultrasound-guided pulmonary artery embolectomy for saddle pulmonary embolism. Catheter Cardiovasc Interv, 2020. https://doi.org/10.1002/ccd.28985. PMID: 32432829.

[2] Tan CW, Balla S, Ghanta RK, et al. Contemporary management of acute pulmonary embolism. Semin Thorac Cardiovasc Surg, 2020,32(3):396–403. https:// doi.org/10.1053/j.semtcvs.2020.04.002. PMID: 32353408 Review.

[3] Guliani S, Das Gupta J, Osofsky R, et al. Venoarterial extracorporeal membrane oxygenation is an effective management strategy for massive pulmonary embolism patients. J Vasc Surg Venous Lymphat Disord, 2020:S2213-333X(20)30321-8. https://doi.org/10.1016/j.jvsv.2020.04.033. PMID:32505687; Melamed R, St Hill CA, Engstrom BI, Tierney DM, Smith CS, Agboto VK, Weise BE, Eckman PM, Skeik N. Effects of a consensus-based pulmonary embolism treatment algorithm and response team on treatment modality choices, outcomes, and complications. Clin Appl Thromb Hemost. 2020;26:1076029620928420. https://doi.org/10.1177/ 1076029620928420. PMID: 32539524.

[4] Stępniewski J, Kopeć G, Musiałek P, et al. Hemodynamic effects of ultrasound-assisted, catheter-directed, very low-dose, short-time duration thrombolysis in acute intermediate-high risk pulmonary embolism (from the EKOS-PL study). Am J Cardiol, 2020:S0002-9149(20)31228-5. https://doi.org/10.1016/j. amjcard.2020.11.004. PMID: 33220318.

34

术后出血

Greg A. Leya　　Kenneth T. Shelton　　Arminder Jassar

℗ 问题的发生

随着一台轻松的冠状动脉旁路移植术（CABG）的完成（建立了3条旁路），这一周的工作结束了。该患者是一位身材消瘦的72岁绅士，靶血管良好，心室功能正常。这样的情况在10年前还能经常见到，但现在已经少之又少了。术中，我将左胸廓内动脉吻合到左前降支；将右胸廓内动脉穿行横窦，与一个大的钝缘支吻合。由于右冠状动脉没有严重狭窄，所以我选用了静脉桥而非桡动脉作为桥血管。下午5点，患者已被转送至ICU。晚上有时间，我正好可以和朋友们撮一顿。

刚刚走进家门，就收到了ICU打来的电话。患者术后第1小时的胸管引流量已经达到350 mL。这个引流量的确让我有些担心，不过我已经放置了双侧胸腔引流管，那该不会是关胸前没有把双侧胸腔的积液（血）吸干净吧？还好，在接下来的1h内只引流了150 mL，随后的1 h仅引流了100 mL，这让我松了一气。我刚吃完晚饭，传呼机又响了——患者刚刚引出了280 mL。也就是说：患者从手术室出来到

G. A. Leya · A. Jassar (✉)
Department of Surgery, Massachusetts General Hospital, Boston, MA, USA
e-mail: ajassar@mgh.harvard.edu

G. A. Leya
e-mail: gleya@mgh.harvard.edu

K. T. Shelton
Department of Anesthesia, Massachusetts General Hospital, Boston, MA, USA
e-mail: kshelton@mgh.harvard.edu

© The Author(s), under exclusive license to Springer Nature Switzerland AG 2022
T. M. Sundt et al. (eds.), *Near Misses in Cardiac Surgery*,
https://doi.org/10.1007/978-3-030-92750-9_34

现在，一共引流出 880 mL。护士告诉我，他们刚刚让患者侧了一下身，患者一咳嗽便引流出来了这么多胸液（血）。这说明引流管是通畅的，我可以"合乎逻辑"地认为这不过是积聚在胸膜腔的胸液（血）一下子引出来了。而后，每小时的引流量分别为 100 mL、210 mL、70 mL。肺动脉导管提示心脏充盈压较低，但心输出量 / 心指数良好。虽然没有心脏压塞的证据，但不多不少的出血的确令人心烦，引流量也在忽多忽少地波动。

毫无疑问，对于是否要再入手术室开胸探查，我主要基于"这是不是对患者最好"来做决定。尽管如此，我还是忍不住要想象一下，如果再开胸止血，那在病例检讨会上我将面临什么样的窘境：又一个"二进宫"？难道你关胸前没有彻底检查一下有没有出血吗？你为什么这么着急？科里一直高度重视各项质控指标，因出血而重返手术室这类事情好像是"头儿"最近最关心的问题。而下个月，她的关注点可能是血制品的使用。不管怎样，很明显，这个原本简单的病例竟然变成了一场教训。怎么办？

ⓢ 解决方案

虽然我的心外科职业生涯还不长，但在所有遭遇的并发症中，术后出血是最常见、也是最令人烦恼的。一次漂亮的手术后，由于大出血而不得不重返手术室，这实在让人无法接受。而心内科同事对抗血小板药物和新型抗凝药物的热情似乎让这些出血的情况变得更糟。但在这里根本不可能找到借口，更无须去寻求同情，唯一的办法就是自己振作起来，将患者带回手术室查找病因。术中，我发现在钝缘支吻合口的尖角处有一出血点，这里正是右胸廓内动脉血管桥的吻合点。

事实上，这个吻合口处理得相当漂亮。我可不想为了对一个点的止血处理而影响了整个吻合口的通畅度，也不想再肝素化、在体外循环下来完成出血点的处理。于是，我选择了非体外循环（不停跳）手术常用的负压稳定器：抬高心脏，在吻合口的尖端完成一个简单缝合。止血！将心脏放回心包腔，仔细检查纵隔的其余部分——唯一能比回手术室再开胸止血更糟糕的事情就是第三次开胸止血！缝闭切口并将患者送回ICU。现在，我可以睡一会儿了。

Ⓓ 讨 论

术后出血的原因可能是技术性的（如本例），也可能是继发于凝血功能障碍。技术性出血更有可能需要返回手术室，凝血功能障碍性出血则更适合在 ICU 中进行内科处理。虽然凝血功能障碍性出血在非体外循环 CABG 中并不常见，但必须意识到有多种原因会导致这一问题，包括体温过低、体外循环转机过后残留或反弹的肝素效应、晶体灌注液对血液的稀释或血液与体外循环管路的接触造成的纤维溶解作用等。至于其他风险因素，最常见的是使用新型口服抗凝剂（NOAC）。

再开胸止血的发生率为 1%~5%。不同的心脏外科手术，术后所面临的再开胸止血率差异很大，这并不奇怪。我们经常会认为 CABG 后再开胸止血的发生率最高，但这是因为 CABG 是我们最常见的手术。虽然主动脉瓣置换术（AVR）似乎比 CABG 更简单，不会面临桥血管侧支出血的问题，也不会面临胸廓内动脉血管床的出血；但根据美国胸外科医师协会（STS）的数据，AVR 的再开胸止血率是 CABG 后再开胸止血率的 2 倍。对于这一现象的解释是：主动脉瓣狭窄所致主动脉瓣口血流速度升高，继发海德（Heyde）综合征的效应，血小板将会被激活，进而导致获得性血管性血友病。

事实上，每位心脏外科医生都将面临处理术后出血的挑战。如果患者在手术室里创面看起来很干燥，但到达 ICU 后却流出了大量血液，这虽令人沮丧，但决策也很简单——重返手术室再开胸止血。如果有明确的心脏压塞证据（中心静脉压升高、正性肌力药和升压药需求增加），处理决策也是如此。本例患者更具挑战性：胸管引流量前一小时增加、后一小时减少，如此波动。鉴于此，应建立一个决策框架和标准化的数据点来帮助决策过程，这非常重要。术后常规行胸部 X 线检查，并复查凝血功能。同时，需要将再开胸止血的引流量标准化，以便帮助决策。一些外科医生遵守以下规则：引流量 > 400 mL/h，或连续 2~3 h 引流量 > 300 mL/h，或连续 4 h 引流量 > 200 mL/h；其他一些外科医生则将总引流量硬性限定为 1000 mL。同时需要考虑胸膜腔是否已打开、胸膜腔在手术完成时是否已充分吸干，还要分析胸管放置的位置以及患者体位的变化。请记住沙姆威（Shumway）规则：空气在上，血液沉降至最低水平！如果没有严格的出血阈值限定，你很容易会发现，在与自己进行了一整夜的思想斗争后，最终，第二天早上的胸管引流量仍然令人尴尬。结果可能是患者接受了原本不需要的输血，最后还是要进手术室止血。所以，最终决定返回手术室与否需要考虑很多因素，包括患者的血流动力学状态和胸管引流情况。

返回手术室之前，应考虑适当的复苏策略，这一点非常重要。因为凝血障碍会引发更进一步的凝血障碍，所以你在患者床旁待得时间越长，情况可能会变得越发可怕。虽然并没有标准化的"安全"血红蛋白临界值，但对于状况稳定的患者，大多数外科医生会将血红蛋白输血阈值定在 70 g/L。尽管如此，对于出血患者，将阈值目标定在 80 g/L 可能更适合，这有助于促进氧气输送，特别是在心肌耗氧量（MVO_2）处于临界值或存在其他缺血迹象的情况下，以 80 g/L 作为输血标准会更为恰当。重要的辅助措施包括：保暖加温以维持正常体温、纠正高血压、增加呼气末正压（PEEP）以达到止血的压塞效果。根据部分凝血活酶时间（PTT）、血小板计数、国际标准化比值（INR）和纤维蛋白原水平，给予鱼精蛋白、血小板、新鲜冰冻血浆（FFP）、冷沉淀、氨基己酸或氨甲环酸。当然，输注浓缩红细胞或全血并非没有风险。大量研究表明，输血与患者死亡率上升存在关联，其病理可能包括：继发于容量超负荷和输血相关循环超负荷（TACO）、输血相关急性肺损伤（TRALI）等炎症过程以及细胞因子免疫失调等因素。说到底，对于与外科技术相关的出血并发症，没有什么比早期再开胸探查更好的方案；与推迟再手术相比，患者的并发症发生率和死亡率有明显下降。

即使是早期再开胸止血，通常也难以找到确切的出血点。通过仔细探查胸腔、清空积血和大量冲洗似乎可以解决出血问题，但或许需要通过纠正弥散性血管内凝血（DIC）来解决。在本例中，我发现了出血点。面临的挑战是在不影响吻合口的情况下修复它。术中使用了非体外循环手术中常用的稳定器极大地简化了流程。如果没有更好的方法可用，那可能确实需要重新肝素化、在体外循环下完成关键点的缝合。

Ⓛ 学习目标

（1）了解胸管引流及再开胸止血的指征（血流动力学参数、心脏压塞的临床诊断）。

（2）了解积血的位置（心包腔、胸腔及腹腔）及相关的诊断与治疗。

（3）了解出血的复苏及复苏期间可能遭遇的并发症（容量超负荷、TACO/TRALI、免疫功能失调）。

参考文献

[1] Patel K, Adalti S, Runwal S, et al. Re-exploration after off-pump coronary artery bypass grafting: incidence, risk factors, and impact of timing. J Card Surg, 2020,35(11):3062–3069.

[2] Biancari F, Kinnunen E-M, Kiviniemi T, et al. Meta-analysis of the sources of bleeding after adult cardiac surgery. J Cardiothorac Vasc Anesth, 2018,32(4):1618–1624.

[3] Frojd V, Jeppson A. Re-exploration for bleeding and its association with mortality after cardiac surgery. Ann Thorac Surg, 2016,102(1):109–117.

[4] Society of Thoracic Surgeons Blood Conversation Guidelines Task Force, Ferraris VA, et al. 2011 update to the society of thoracic surgeons and the society of cardiovascular anesthesiologists blood conservation clinical practice guideline. Ann Thorac Surg, 2011,91(3).

[5] Spiess BD. Choose one: damned if you do/damned if you don't! Crit Care Med. 2005,33:1871–1873.

[6] Murphy GJ, Angelini GD. Indications for blood transfusion in cardiac surgery. Ann Thorac Surg, 2006,82:2323–2334.

[7] Scott BH, Seifert FC, Grimson R. Blood transfusion is associated with increased resource utilisation, morbidity and mortality in cardiac surgery. Ann Card Anaesth, 2008,11:15–19.

[8] Reeves BC, Murphy GJ. Increased mortality, morbidity, and cost associated with red blood cell transfusion after cardiac surgery. Curr Opin Anaesthesiol, 2008,21:669–673.

35

术中体外心肺复苏

Travis Hull   Masaki Funamoto

Ⓟ 问题的发生

这是一个美丽的秋日，阳光温暖，室外有一丝丝凉风。今天的手术日程很轻松，我可以偷得浮生半日闲，提早一些离开医院，开心地去乡村俱乐部打一场高尔夫球。然而就在这时，我收到了手术室急会诊寻呼，是关于术中体外心肺复苏（extracorporeal cardiopulmonary resuscitation，eCPR）——一名46岁的男子，因晚期复发性肺癌伴右心房和食管侵犯，正在41号手术室接受肺切除手术。当我到达手术室的时候，患者左侧卧位，正接受广泛的右后胸切口右侧全肺切除术、部分食管壁和左心房袖状切除术，患者耐受情况尚好。通过右肋下腹部切口获取的网膜瓣完美地支撑了支气管套和食管壁缺损。一切看上去都很顺利，直到团队开始闭合腹部切口时，患者病情突然急剧恶化：心电图显示ST段抬高，随后发生无脉性电活动（PEA）心搏骤停。经过10 h的手术，成功在望时，事情发生了这么大的逆转！此时，虽然患者处于侧卧位，但胸外科团队还是在尽最大努力来进行胸外按压。

Ⓢ 解决方案

我马上洗手上台，在心包上做一很大的切口，这样我就可以直接做

T. Hull
Department of Surgery, Massachusetts General Hospital, Boston, MA, USA
e-mail: Thull1@partners.org

M. Funamoto (✉)
Department of Cardiothoracic Surgery, Methodist Hospital, San Antonio, USA

T. M. Sundt et al. (eds.), *Near Misses in Cardiac Surgery*,
https://doi.org/10.1007/978-3-030-92750-9_35

心脏按压了。为了避免心肌损害和压迫右心室流出道（RVOT），我使用双手按压技术。从动脉压力曲线上可以看到平均动脉压（MAP）可以升到 60 mmHg。我建议心脏麻醉医生在患者心室颤动（VF）时立即行经食管超声心动图（TEE）。显然，在这种情况下，患者需要机械辅助循环。我建议给入肝素，同时指导胸外科高级医生在股动、静脉插管，以建立静脉 - 动脉体外膜肺氧合（VA ECMO）。这样做，不但可以继续有效的心脏按压，还可以避免中心插管所导致的气体栓塞等高风险。经皮穿刺，将 19 F 的动脉插管送入股动脉，而后借用 Amplatz 加硬钢丝将 23/25 F 的静脉插管置入右股静脉，置管前一定要用 TEE 确认导引钢丝的位置位于右心房内。随着 VA ECMO 的启动，我们发现流量上升，足以将 MAP 维持在 55 mmHg 以上。虽然多次尝试心内除颤，但患者仍表现出顽固 VF。从心包腔内的情况来看，左心室较为膨胀，我知道无论怎么除颤我们都没有办法将一个膨胀的心室恢复至窦性心律，所以我尝试通过手动压迫来使左心室排空。果然，随着 ECMO 流量上升至 > 4 L/min 后，患者的心律恢复为窦性心律。局面得到了控制。我仔细探查了术野，在心房、心室上各放置了一条心外膜临时起搏导线。为了避免发生心脏疝，胸外科的同事用 Vicryl 缝闭了最大的那个心包切口，并临时关闭了胸部切口。最后，在超声引导下，我在右侧股浅动脉放置了一条 6 F 的远端灌注管，随后将所有插管固定好。一切准备停当，我们决定将患者立即送入心导管室。冠状动脉造影发现患者右冠状动脉的两条分支发生了严重狭窄，立即使用球囊进行扩张。在正式关胸后，经过一段时间的 VA ECMO 辅助，而后将运转模式转为 VV ECMO，主要用于肺保护。随着肺功能的改善，胸外科医生成功为患者拔除 ECMO 插管。又经历了相当长的一段时间，患者终于出院，并按计划启动了针对肺癌的抗肿瘤治疗。

D 讨 论

对于住院患者来说，eCPR 是一种成熟的、可挽救心搏骤停患者生命的心肺复苏手段，因此，其使用日益普及 [1-2]。eCPR 的定义是：对于通过传统 CPR 无法持续稳定地恢复自主循环的患者，使用 VA ECMO 作为心搏骤停复苏的初始抢救手段 [3]。eCPR 并不同于以下患者所使用的 VA ECMO：急性心肌梗死或心肌炎、右心室衰竭、先天性心脏病、心肌病、难治性室性心动过速（VT）、体外循环脱机失败、心脏切开术后休克或因急性心肌梗死或心肌炎而导致心源性休克，以及心脏移植后急性或慢性移植物功能障碍。eCPR 成功最重要的决定因素是即时建立基础生命支持（BLS），包括 CPR，从而使无血流时间＜ 5 min。此外，在心搏骤停 20 min 内启动 eCPR 至关重要 [4-5]。

广义而言，eCPR 和 VA ECMO，均可视为患者接受更为持久的循环支持或心肺移植前的过渡手段，最终能否成功恢复取决于患者终末器官的损伤程度，意即心搏骤停后的生存能力 [6]。eCPR 通常适用于年轻患者（最好＜ 60 岁），发生了有目击者的心搏骤停，且初始心律为 VF 或 VT，5 min 内即开始 BLS 但未能在 15 min 内实现可持续的自主循环。不应进行 eCPR 的情况包括：初始心律表现为停搏，无人目击的心搏骤停，总心脏停搏时间 ＞ 60 min，存在严重的既往病史或抗凝禁忌证，急性主动脉夹层，出血性或其他非心源性休克和拒绝心肺复苏（也称尊严死亡）[6]。对于需要及时干预的危重患者，通常无法充分评估其是否存在 eCPR 的绝对或相对禁忌证。不应向没有治疗意义、没有康复机会的患者提供这种治疗服务，但这在紧急情况下很难评估，例如本文所述患者：年轻且立即进行了常规 CPR，但他却患有转移性肺癌。

对于一名恰在手术过程中、已经开胸的患者来说，建立中央 ECMO 插管很容易，对于已经进行体外循环的患者来说亦如此。然而，对于非体外循环患者而言，在决定是中央插管还是外周插管时，应考虑多种因素。对于本文这一特殊病例，在心脏按压的同时进行中央插管显然不易，而外周插管则是更为理想的选择。同时，即使患者可以行中央动脉插管，也应避免中心静脉插管，否则易产生吸入性栓塞这类灾难性致命并发症。此外，与用于 eCPR 的中心 VA ECMO 相比，外周插管的出血、输血依赖和需要肾脏替代治疗的风险均较低 [7]。

术中通过右胸切口进行心脏按压是一项很困难的操作。首先，必须做一个很大的心包切口，因为通过右胸切口很难像左前外侧胸切口那样触及心脏。操作时要非常小心，避免损伤膈神经。使用双手平坦的表面与心脏表面接触，这种双手心脏按压技术是避免 RVOT 受压的最佳选择。当然，也可以将单手插入下外侧位置以实现对左心室的直接压迫。按压的功效可以根据患者的血流动力学状况进行评估，也可以通过追踪动脉压力波形来评估。此外，由于在通过右胸切口进行心脏按压时需要广泛切开心包，因此，术毕关胸时可能需要使用补片重建来闭合心包切口，以防止心脏疝出及因此发生的血流动力学状态恶化。

对于本例患者来说，挽救生命的一项重要措施是手动建立左心室引流，以避免心室过度膨胀，从而规避可能出现的 VF/VT 的恶性循环。这种恶性循环表现为：即使在低流量 ECMO 辅助下，由于心输出量过低而导致静脉回流过低，从而造成因超吸而无法实现前向血流。此时，除非通过左心室手动减压、释放多余的室壁张力，否则电除颤和药物干预都不会成功。心室排空后，通常可以通过单次体内除颤即可恢复窦性心律。对于 VA ECMO，左心室引流至关重要，因为 ECMO 动脉回流的血液会造成心脏后负荷的增加，有可能导致左心室急速扩张、功能恶化 [8]。

参考文献

[1] Chen YS, Lin JW, Yu HY, et al. Cardiopulmonary resuscitation with assisted extracorporeal life-support versus conventional cardiopulmonary resuscitation in adults with in-hospital cardiac arrest: an observational study and propensity analysis. Lancet, 2008,372(9638):554–561.

[2] Shin TG, Choi JH, Jo IJ, et al. Extracorporeal cardiopulmonary resuscitation in patients with inhospital cardiac arrest: a comparison with conventional cardiopulmonary resuscitation. Crit Care Med, 2011,39(1):1–7.

[3] Link MS, Berkow LC, Kudenchuk PJ, et al. Part 7: Adult advanced cardiovascular life support: 2015 American heart association guidelines update for cardiopulmonary resuscitation and emergency cardiovascular care. Circulation, 2015,132(18 Suppl 2):S444-464.

[4] Rajan S, Wissenberg M, Folke F, et al. Association of bystander cardiopulmonary resuscitation and survival according to ambulance response times after out-of-hospital cardiac arrest. Circulation, 2016,134(25):2095–2104.

[5] Reynolds JC, Frisch A, Rittenberger JC, et al. Duration of resuscitation efforts and functional outcome after out-of-hospital cardiac arrest: when should we change to novel therapies? Circulation, 2013,128(23):2488–2494.

[6] Guglin M, Zucker MJ, Bazan VM, et al. Venoarterial ECMO for adults: JACC scientific expert panel. J Am Coll Cardiol. 2019;73 (6):698–716.

[7] Raffa GM, Kowalewski M, et al. Meta-analysis of peripheral or central extracorporeal membrane oxygenation in postcardiotomy and non-postcardiotomy shock. Ann Thorac Surg, 2019,107(1):311–321.

[8] Annamalai SK, Buiten L, Esposito ML, et al. Acute hemodynamic effects of intra-aortic balloon counterpulsation pumps in advanced heart failure. J Card Fail, 2017,23(8):606–614.

36

二尖瓣环钙化

Antonia Kreso　　Serguei I. Melnitchouk

Ⓟ 问题的发生

　　这是一名 77 岁的老年女性患者，有长期中度二尖瓣狭窄和心房颤动病史[1]。其他重要的既往史包括慢性肾脏病和周围血管疾病。患者存在呼吸短促和劳力时呼吸困难的症状，且不断恶化。经胸超声心动图（TTE）显示二尖瓣狭窄已进展为重度。术前 TTE 提示射血分数为 60%。二尖瓣的峰值压力梯度为 35 mmHg，平均压力梯度为 11 mmHg，瓣口面积为 0.96 cm²。心脏 CT 显示二尖瓣环钙化，受累区波及整个后环，从左纤维三角直到右纤维三角。冠状动脉评估显示没有阻塞性病变，并表现为右冠状动脉优势。我建议行二尖瓣置换术、迷宫手术和左心耳结扎术。

　　我选择经房间隔切口入路进行手术操作，围绕冠状窦口缝制荷包缝线，用于固定心脏停搏液逆行灌注管头，预计手术时间较长，逆行灌注有助于提供更好的双心室保护。在进行二尖瓣置换之前，我需要首先结扎、切除左心耳，并用 4-0 Prolene 往返缝闭左心耳断端。术中可见二尖瓣叶及后瓣环严重钙化。我计划仅包绕钙化灶进行缝合，或者穿缝钙化灶；而没有计划采用更激进的方法——将钙化灶切除，之后用补片修复心室表面。幸运的是，大部分钙化灶位于后瓣环内，延伸到心室组织中

A. Kreso · S. I. Melnitchouk (✉)
Department of Surgery, Massachusetts General Hospital, Boston, MA, USA
e-mail: smelnitchouk@mgh.harvard.edu

A. Kreso
e-mail: akreso@mgh.harvard.edu

© The Author(s), under exclusive license to Springer Nature Switzerland AG 2022
T. M. Sundt et al. (eds.), *Near Misses in Cardiac Surgery*,
https://doi.org/10.1007/978-3-030-92750-9_36

的部分十分有限。我使用心包补片来重建二尖瓣后瓣环，并借用乳头肌重建了 Gore-Tex 腱索以强化内侧瓣环，并置入一枚 27 mm 人工生物瓣。瓣叶位置良好，补片修复的效果让人很满意。缝闭左心房切口。在撤停体外循环时，我还是紧张得屏住了呼吸 [2]。

没有血液从房室沟处渗出，这让我着实松了一口气。我以前曾经见过涌出的鲜红血液充满了心脏和膈肌之间的心包斜窦，我希望永远也不要再见此景。然而，此时在肺动脉后部和侧方开始有血液涌出，这是相当麻烦的情况。我仔细检查了缝合线，竟然发现左心耳根部缝合线的后面有大量的渗漏。我努力寻找出血点并尝试缝合，实在是不理解为什么心内科医生们觉得左心耳操作并没有什么惊险。我将心脏轻轻提起，稍稍搬动，即可清楚地显露缝合线。令我高兴的是，我成功地用带垫片缝线缝合了出血点，左心房处的出血立即得到了控制。我对补针的效果感到满意，慢慢地将心脏放回心包腔。然而，这一成就感却是如此短暂，因为又有新的鲜红色血液从心脏后部涌出，这令我十分懊恼。很明显，这回的罪魁祸首已经不再是左心耳了。

Ⓢ 解决方案

我要求灌注团队立即返回岗位，重新建立体外循环。开机后立即阻断主动脉，同时实施顺行加逆行心脏停搏液灌注。我现在可以确定问题出在了二尖瓣环钙化灶清创导致的房室沟连续性中断。心脏停跳后，我重新打开左心房，检查二尖瓣，但无法确定问题所在，而我又确信左心耳切缝线没有问题。于是，我将生物瓣拆除，检查补片修复区。我发现用于重建房室连接的补片已经撕裂，补片的左角出现一个缺损。我将一块新的补片覆盖在缺损上，缝合固定，然后用一系列带垫片缝合线加固了所有左心室部分的缝合。在最初的修复过程中，我已经是非常小心地保留了所有带有腱索的前叶片段，以加强修复的稳定性。这次的缝合则十分巧妙地用前瓣叶覆盖了撕裂破损区域。再次更换了人工瓣膜。尽管置入主动脉内球囊反搏（IABP）可以有效地减轻左心室负荷，但仍需要使用中等剂量的正性肌力药物才能成功地撤离体外循环辅助。我轻轻地包裹住心脏，保持胸腔开放。延迟关胸 2 d 后，闭合胸骨切口，撤除 IABP，此时我终于可以不用担心出血问题了。患者在术后第 6 天拔除气管插管，并在术后第 14 天出院。我为患者从这一毁灭性并发症中幸存而感到欣慰，同时，也对是否应切除所有左心耳（即使有指征）有了新的认识。

Ⓓ 讨 论

如果存在房室分离，可能在体外循环结束后或手术后不久即可发现并确诊。大量心包内出血可能是致命事件。解决这一问题的方法是使用Prolene将心包补片连续缝合固定，覆盖在穿孔区域上，随后使用带垫片缝线进行间断水平褥式缝合进一步加固。然而，最好的办法还是完全避免这一问题的发生。因此，当遭遇到大量钙化病灶时，可以选择不切除心耳，以避免因操作具有广泛二尖瓣钙化的心脏而产生的灾难性后果。或者，可以使用补片从心腔内部封闭创面，或者使用荷包线或以线性方式从内部进行封闭缝合，但这样做是非常不可靠的，存在巨大的复通风险[3]。也可以用几条带垫片缝线或闭合夹将左心耳从心腔外进行切缝。无论如何，必须小心谨慎，对于所有涉及二尖瓣置换的心脏手术，应避免将心脏托起，例如：在主动脉开放以后，针对钝缘支血管桥的远端吻合口进行补针的操作就是一个非常危险的动作。

在对瓣环下空间进行清创时，如果遭遇钙化灶，其处理原则是：仅切除影响瓣膜放置、瓣膜固定线缝合的钙化灶。当有大量钙化灶侵及心室时，这一原则尤其重要，否则会增加房室沟受损的风险。如果需要大范围切除钙化灶，则需要使用心包补片，补片必须横跨瓣环并覆盖整个钙化灶创面。将缝线置于健康心肌中，并确保无张力缝合修复，在缝合至冠状动脉附近的组织时，应格外小心。同时，还应该尝试进行保留腱索的瓣膜置换术，以便获得额外的腱索支撑。即使是最好的技术，仍然可能存在损伤房室沟的残余风险，特别是在使用环形补片修复后再进行心脏操作，房室沟损伤的风险会进一步增加。正如本例所示，修补心脏后部的出血点相当具有挑战性，可能会导致修复的房室沟再次受到破坏。

另一种修复方法是：在人工瓣膜缝合环及天然瓣环之间放置一个大的聚四氟乙烯"垫圈"。当人工瓣膜就位后，将垫圈的外围边缘固定到左心房壁上，以防止瓣周漏。虽然一些外科医生认为只需将瓣膜缝合针穿缝钙化灶即可，但这可能会导致晚期瓣周漏。

参考文献

[1] Carpentier A, Adams D, Filsoufi F. Carpentier's reconstructive valve surgery. 1st ed. Maryland Heights: Saunders/Elsevier, 2010.

[2] Feindel CM, Tufail Z, David TE, et al. Mitral valve surgery in patients with extensive calcification of the mitral annulus. J Thorac Cardiovasc Surg, 2003,126:777–782.

[3] Kanderian AS, Gillinov MV, Pettersson GB, et al. Success of surgical left atrial appendage closure: assessment by Transesophageal Echocardiography. JACC, 2008,52 (11):924–929.

[4] Bedeir K, Kaneko T, Aranki S. Current and evolving strategies in the management of severe mitral annular calcification. J Thorac Cardiovasc Surg, 2019,157:555–566.

[5] Hussain ST, Idrees J, Brozzi NA, et al. Use of annulus washer after debridement: a new mitral valve replacement technique for patients with severe mitral annular calcification. J Thorac Cardiovasc Surg, 2013,145(6):1672–1674. https://doi.org/10.1016/j.jtcvs.2012.12.049 PMID: 23679966.

37

存在 HITT 既往史患者的治疗选择

Jenna Cottral   Kenneth T. Shelton

ⓟ 问题的发生

　　近期，我们医院招募了一位热心的内科主任，他与社区医生有良好的关系，因此自从他来了之后，我们的心力衰竭患者人数一下子多了起来，需要安装心室辅助装置的患者也急剧增加。但我知道：虽然心室辅助装置的疗效很显著，但并发症也是相当严重的。我开始遭遇一些原本从未想象过的事情。就在今天，急诊室来了一名 51 岁的女性患者，她有可怕的早发冠状动脉疾病家族史，6 个月前我为她安装了一个左心室辅助装置（LVAD）。记得那时，她接受了冠状动脉旁路移植手术，但无法撤停体外循环。她经历了相当长时间的治疗过程，先是使用体外膜肺氧合（ECMO），而后置入 HeartMate III（LVAD）。通过抗体确认，我们发现患者发生了肝素诱导的血小板减少症（HIT）及血栓形成（HITT），光密度（OD）达到 3.1，这是在其左股总动脉和右颈内静脉发现血栓后诊断的。患者在出院时以华法林作为抗凝治疗方案。出院后情况一直很理想，直到今天，她还在家的时候，那个 LVAD 发出了多次低流量报警。

　　患者在急诊室行 CT 扫描，结果显示：前纵隔可见较大血肿，对右

J. Cottral · K. T. Shelton (✉)
Department of Anesthesia, Massachusetts General Hospital, Boston, MA, USA
e-mail: kshelton@mgh.harvard.edu

J. Cottral
e-mail: Jennifer.cottral@mgh.harvard.edu

© The Author(s), under exclusive license to Springer Nature Switzerland AG 2022
T. M. Sundt et al. (eds.), *Near Misses in Cardiac Surgery*,
https://doi.org/10.1007/978-3-030-92750-9_37

心室产生了占位性压迫作用，并呈现心脏压塞的病理学特征，LVAD 的流出管路与 LVAD 主体呈现明显分离！此时，患者尚在急诊室，但她的血流动力学已经开始越来越不稳定。住院医生问我是否需要立即预约手术室行紧急开胸探查，还问我有没有可能需要重新安装 LVAD。我同意他的建议，然后便转身和麻醉医生讨论体外循环期间的抗凝策略，毕竟患者有 HITT 既往史，而近期并没有行抗体血清学检查。

Ⓢ 解决方案

麻醉医生和我再次确定地说：尽管患者有 HITT 既往史，但在体外循环期间使用肝素是安全的。首先，他们认为，HITT 是剂量依赖性，体外循环中使用的大剂量肝素，将会"淹没"现有抗肝素 – 血小板因子 4（PF4）复合物抗体。其次，血小板活化测定中抗体清除时间的中位值为 50 d，免疫分析中抗体清除时间的中位值为 85~90 d，因此，在 HITT 诊断后 6 个月时，患者目前的循环系统中不太可能存在抗肝素 –PF4 抗体。第三，在撤停体外循环后，肝素可以被鱼精蛋白彻底中和，这将降低因再次接触肝素而发生血清转换的可能性。于是，我和麻醉医生共同决定在该病例中继续使用肝素。虽然我对这一治疗逻辑充满信心，但当患者顺利地度过术后危险期时，我依然感到无比庆幸。

Ⓓ 讨 论

HIT/HITT 是一种由炎症或感染引起的免疫现象，可以导致抗肝素 –PF4 复合物抗体的形成，进而激活血小板，导致血小板减少和血栓形成。HIT/HITT 是一种临床诊断，常常可以通过 4–T 评分来预测 HIT/HITT 的发生概率是否升高，还可通过酶联免疫吸附试验（高 OD 值）和功能分析试验（阳性）来判断。HIT/HITT 的手术室外管理包括：停用肝素，使用治疗强度的非肝素抗凝剂（指南建议使用阿加曲班、比伐卢定、达那肝素、磺达肝素或直接口服抗凝剂）。建议通过加压超声筛查双下肢无症状的深静脉血栓（DVT），同时，对于留置中心静脉导管一侧的上肢进行 DVT 筛查。然而，即使没有发现 DVT，也应考虑使用治疗强度的抗凝剂直至血小板的数量和功能得以恢复。对于拟行心血管手术的患者，如果存在急性 / 亚急性 HIT，即使血小板计数正常，只要其免疫和功能检测呈阳性（亚急性 HIT A）者，亦应遵照当前指南建议：尽可能推迟手术，直至功能检测呈阴性（亚急性 HIT B）和（或）功能及免疫检测均为阴性（既往 HIT）。如果无法延迟手术，指南建议：术中可使用直接凝血酶抑制剂（比伐卢定 / 阿加曲班）或肝素进行抗凝。如果决定使用肝素，还应考虑血浆置换或联合使用肝素与强效抗血小板药物进行治疗。对于需要肾脏替代治疗的肾衰竭患者，可使用阿加曲班来代替比伐卢定。亚急性 HIT B 或既往 HIT 患者可以使用肝素，但仅限于术中，术前和术后均应避免使用肝素。对于任何有 HIT 既往史并接受术中肝素治疗的患者，应密切监测术后血小板计数，因为已有研究报道了迟发性（自身免疫性）HIT，其通常发生在术中肝素暴露后 5~10 d。

参考文献

[1] Arepally G. Heparin-induced thrombocytopenia. Blood, 2017,129(21):2864–2872.

[2] Cuker A, Arepally GM, Chong BH, et al. American Society of Hematology 2018 guidelines for management of venous thromboembolism: heparin-induced thrombocytopenia. Blood Adv, 2018,2(22):3360–3392.

[3] Shore-Lesserson L, Baker RA, Ferraris VA, et al. The society of thoracic surgeons, The society of cardiovascular anesthesiologists, and The American society of extracorporeal technology: clinical practice guidelines anticoagulation during cardiopulmonary bypass. Anesth Analg, 2018,126(2):413–424.

38

主动脉瓣置换术后室性心律失常

Andrew C. W. Baldwin　　Thoralf Sundt

Ⓟ 问题的发生

我刚刚收到一条短消息——"请给我打个电话，咱们聊聊。" 这是我们医院新任命的心导管室主任发来的，我准备回拨过去，既有些好奇又有些担心。这位主任可是负有盛名的心脏内科专家，我只是在擦肩而过时曾和他说过几句话。拨通电话，一番寒暄过后，他告诉我，他的母亲患有严重的主动脉瓣狭窄。他起初是敦促母亲进行经导管瓣膜置换术（TAVR），但被多学科会诊给否定了。虽然他有着强大的学术影响力，但会诊专家认为：他母亲的股动脉细小而扭曲，且主动脉瓣为二叶瓣，冠状动脉开口过低。鉴于那时我的声望越来越高，所以大家推荐他来找我做外科瓣膜置换手术，这让我甚感荣幸。

我仔细翻阅了患者的影像学资料，的确是二叶主动脉瓣，瓣膜狭窄并伴有轻度关闭不全。虽然患者已经 78 岁，但并没有其他合并疾病，冠状动脉几近正常，心室功能正常，体表面积达到 1.7 m^2。这样的身体条件，在我接收的转诊患者中，已经是好得"不正常了"。用常规的主动脉瓣置换就可以给这位大主任留下深刻的好印象，简直就像是中了彩票一样啊。

A. C. W. Baldwin
Division of Cardiac Surgery, Straub Medical Center, Honolulu, HI, USA
e-mail: Andrew.Baldwin@hphmg.org

T. Sundt (✉)
Division of Cardiac Surgery, Massachusetts General Hospital, Boston, MA, USA
e-mail: tsundt@mgh.harvard.edu

© The Author(s), under exclusive license to Springer Nature Switzerland AG 2022
T. M. Sundt et al. (eds.), *Near Misses in Cardiac Surgery*,
https://doi.org/10.1007/978-3-030-92750-9_38

我顺利开胸并建立了体外循环，阻断主动脉，根部顺行灌注心脏停搏液，切开主动脉，可见严重钙化的二叶主动脉瓣。起初，我还觉得患者的主动脉过小会使视野受限，但当清除完瓣环的钙化灶后，我确认刚刚好可以把 21 号测瓣器卡进去。在开瓣之前，我们又按照制造商指南交叉检查了患者的体表面积。我沉静地呼了口气，让台下将一枚 21 mm 的生物瓣膜开上台，我知道这个尺寸足够（刚刚好）。我小心地操作，把人工瓣膜穿过较为紧张的窦管交界。由于患者的主动脉根部较小，所以花了较多时间才将瓣膜落座于缝合环，并固定每个缝线结。即便存在一些这样那样的挑战，瓣膜仍快速固定到位。而后我缝闭了主动脉根部切口，开放主动脉阻断钳。

经食管超声心动图提示瓣膜就位良好且功能正常，无瓣周漏。但在几分钟之后，麻醉医生就发现 Ⅱ、Ⅲ 和 aVF 导联的 ST 段发生改变。我摇摇头，想着：这不会又得打一次心脏停搏液吧，如果没有突然发生这些变化，我这会儿就可以妥妥地完成主动脉根部排气了。几分钟后，随着灌注压的升高，心电图逐渐恢复正常，我想我可以拔除各种体外循环的插管了。我让护士拿来缝胸骨的钢丝，提醒自己一定要把钢丝缝得好看点，因为她的儿子是一定要检查术后 X 线片的。然而就在这时，患者的血压急剧下降，出现室速。真是现实的一击啊——赶紧给我钢丝剪！

ⓢ 解决方案

我马上怀疑问题可能出在右冠状动脉（RCA）。此时，趁着麻醉医生尚未拔除经食管超声探头，我们立即观察心室壁运动情况，发现有新发的下壁运动减弱和右心室功能障碍。由于担心潜在的心肌缺血，我迅速重新开胸、肝素化并重新插管以建立体外循环。直视探查发现右心室扩张且运动减弱。建立体外循环后，下壁导联 ST 段抬高的问题立即得以改善。由于担心 RCA 开口被生物瓣支柱阻塞，我决定立即尝试建立 RCA 旁路。我探查了患者右下肢，找到一段外观理想的大隐静脉，将其剥离、去分支并上下翻转过来。为了避免心脏再次停搏，我先确定了 RCA 近心端吻合靶点，在靶点的远心端和近心端分别缝置了一条硅橡胶带，两条止血带之间的部分就是适用于旁路移植的位置。沿纵轴剖开 RCA，可以看到前向血流量处于边缘状态，于是在此完成 RCA 血管桥远心端的吻合。我让灌注师减小流量，在升主动脉根部放置侧壁阻断钳，在此阻断区做一切口，完成近心端吻合。经过充足的再灌注后，我开始撤停体外循环，确认双心室已经恢复了正常功能，随后再次拔除了体外循环插管，再次用钢丝拉闭了胸骨。还好，这次没有像上次那样让我上头了。

Ⓓ 讨 论

　　人工瓣膜支柱造成的冠状动脉阻塞，虽然罕见，但确实有据可查。其可导致心肌缺血，进而引发急性失代偿。对于带支架生物瓣膜，其支柱在狭窄的主动脉根部内的正确定位具有相当的挑战性，而二叶瓣（如该患者的情况）更常伴有异常的冠状动脉开口。此外，为了优化人工瓣膜的开口面积，在工程学设计上往往需要将瓣叶的附着点稍稍上抬，高于缝合环，这样，就会在人工瓣膜的最低点形成一条"轨道"，这可能会对开口较低的冠状动脉形成梗阻。在术前针对 TAVR 所进行的评估中，如果发现根部细小、二叶瓣和低位冠状动脉，那么应警惕：此类患者将是冠状动脉受阻的高危人群。

　　术中最初发现的下壁导联 ST 段变化（尽管是短暂的）是在提示存在更为严重的手术并发症。有多种情景可能呈现相似的临床表现：RCA 进气（我最初的判断）相当常见，这主要是因为 RCA 开口在主动脉的正前方，气泡易于进入，但其所形成的 ST 段抬高往往是短时变化。此外，还应考虑栓塞碎片、冠状动脉夹层（因心脏停搏液灌注管、结扎线——尤其是当 RCA 异位发出旋支时），以及冠状动脉口阻塞。在主动脉根部细小的情况下，应怀疑任何冠状动脉病变。

　　扩大主动脉根部可以预防此类并发症。将主动脉切口向无冠窦的中点延长，可以为人造瓣膜的植入创造更理想的术野显露，这有助于减少患者 - 瓣膜不匹配情况的发生。使用牛心包补片来关闭主动脉切口，可以扩大根部，这有助于预防 RCA 开口被向上拉动，避免其开口与人工瓣膜下方的"轨道"或瓣叶交界对顶。

　　快速发现这一并发症并立即做出反应可避免长时间心肌缺血，这一点非常关键。再次建立体外循环有助于降低心肌氧需，可以稳定患者的血流动力学状态。大隐静脉是能在最短时间内获取的桥血管，可以在吻合后短时间内即获得充足的血流量。桥血管的远心端吻合点应选择在RCA 的近心段或中段，而不要选择在后降支动脉，以便可以为锐缘支提供充分的灌注。如果担心缺血会对右心室造成负面影响，应尽可能在心脏不停跳下完成吻合。再次行瓣膜置换或行根部扩大会显著增加手术难度，延长心肌缺血时间，有可能导致术后右心衰竭。

参考文献

[1] Salerno TA, Bergsland J, Calafiore AM, et al. Acute right ventricular failure during aortic valvular operation due to mechanical problem in the right coronary artery. Ann Thorac Surg, 1996,61:706–707.

[2] Grubb KJ. Aortic root enlargement during aortic valve replacement: Nicks and Manouguian Techniques. Op Tech Thorac Cardiovasc Surg, 2016,20:206–218.

[3] Nicks R, Cartmill T, Bernstein L. Hypoplasia of the aortic root: the problem of aortic valve replacement. Thorax, 1970,25(3):339–346.

[4] Manouguian S, Seybold-Epting W. Patch enlargement of the aortic valve ring by extending the aortic incision into the anterior mitral leaflet: new operative technique. J Thorac Cardiovasc Surg, 1979,78(3):402–412.

[5] Dhareshwar J, Sundt TM, et al. Aortic root enlargement: what are the operative risks? J Thorac Cardiovasc Surg, 2007,134(4):916–924.

39

术后低氧血症

Rachel Steinhorn   Michael G. Fitzsimons

ⓟ 问题的发生

我又在手术室里度过了一个"美好的"夜晚——刚刚为一名罹患马方综合征的 42 岁男性患者施行了 A 型夹层手术。完成了保留主动脉瓣的主动脉根部 + 近端主动脉弓置换，术中应用了短时深低温停循环技术，停循环时间为 19 min，总的体外循环时间为 180 min。患者最初存在低血容量，在给入 1000 mL 自体血和 2 单位浓缩红细胞后，撤停体外循环。5 min 前给予最后一次鱼精蛋白中和肝素，全血激活凝血时间（ACT）在正常范围内，无肝素残留，但创面仍有广泛的渗血。与麻醉医生商议后，我们根据经验又输注了 2 单位新鲜冰冻血浆和 1 单位血小板，同时，送检凝血指标。此时的出血情况有所改善，于是我准备关胸。

闭合胸骨后，我便脱去手套下台了，让专培医生来完成剩下的皮下和皮肤缝合，这是教学培训的一部分。就在这时，麻醉医生告诉我：氧合不理想。从麻醉监护仪传来的"嘟嘟"报警声格外刺耳。监护仪上显示脉搏血氧饱和度（SpO_2）为 89%，中心静脉压（CVP）为 8 mmHg，肺动脉压（PAP）为 32/14 mmHg，血压（BP）为 102/55 mmHg。通过热稀释法测得的心输出量为 5.5 L/min，心指数为 3.3 L/（min·m^2）。该如

R. Steinhorn · M. G. Fitzsimons (✉)
Division of Cardiac Anesthesia, Department of Anesthesia, Critical Care, and Pain Medicine,
Massachusetts General Hospital, Boston, MA, USA
e-mail: mfitzsimons@mgh.harvard.edu

R. Steinhorn
e-mail: rsteinhorn@mgh.harvard.edu

© The Author(s), under exclusive license to Springer Nature Switzerland AG 2022
T. M. Sundt et al. (eds.), *Near Misses in Cardiac Surgery*,
https://doi.org/10.1007/978-3-030-92750-9_39

何处置呢？而此时，又听到脉氧仪发出了 SpO_2 更低的报警声，呼吸机也开始发出报警声，此时的气道平台压高达 38 cmH_2O。动脉血气回报：吸氧浓度（FiO_2）100% 的情况下，pH 7.36、$PaCO_2$ 43 mmHg、PaO_2 87 mmHg。我没想到好好的一台心脏手术竟被肺部的问题给搅乱了，看来这一夜的劳作还无法结束，我有些沮丧，不禁咕哝了一句：这"高开低走"的事儿怎么就让我遇上了。真不知道还会发展到多麻烦的地步。

Ⓢ 解决方案

有很多原因可以导致低氧血症，于是，我和麻醉团队一起讨论可能的原因，希望这样可以缩小鉴别诊断的范围。我回到呼吸管理最根本的几个要素：目前的情况，到底是由于气道问题，还是缺乏有效通气和氧合呢？中心供氧的情况已经在呼吸机监测中得以证实；呼吸机管路没有阻塞，因此排除了这一高气道压的成因；气管镜证实气管插管的深度在隆突上方 3 cm，且没有弯折和黏液栓造成的气道阻塞；将泡沫状分泌物吸出后，清晰可见节段支气管，也没有获得与凝血功能障碍相关的弥漫性肺泡出血的证据。

迅速排除了气道阻塞后，我将关注重点放在通气和气体交换上。给予支气管扩张剂后患者的低氧情况仍无改善，呼出 CO_2 的波形不支持呼气受阻（通常表现为"鱼翅"样波形），麻醉医生说道：气道峰压与平台压均升高往往是与肺实质顺应性下降有关，而非支气管痉挛。经食管超声心动图（TEE）显示：尽管双侧肺呈现严重的肝样实变，但双心室功能正常，无主动脉或二尖瓣关闭不全，也没有胸腔积液。未见新发房间隔缺损或室间隔缺损等，心内分流的可能性较低。给予去甲肾上腺素 4 μg/kg［速度为 5μg/（kg·min）］后，血流动力学状态保持稳定。

我高度怀疑是非心源性原因导致的急性肺水肿，可能的原因包括输血相关性肺损伤（TRALI）（从并发症的发生时间上看，这是合理的怀疑），以及（或）继发于体外循环的急性呼吸窘迫综合征（ARDS）。不过两者的治疗方法是一样的。我与麻醉团队讨论优化肺保护机械通气，将潮气量从 8 mL/kg 减小到 6 mL/kg，并将呼吸频率增加到 28 /min 以维持每分通气量。进行复张操作和呼气末正压通气（PEEP）递减试验，以减少体外循环撤停后的肺不张，最大限度地增加肺泡气体交换。尽管我明白吸入一氧化氮（NO）也许并不能降低死亡率或并发症发生率，但患者持续表现为低氧血症还是促使我采用了这一治疗。我让同事通知医院血库，将已经输注的血制品留样本备用，以便后续行抗人类白细胞抗原（HLA）抗体检测，同时进一步行 TRALI 检查。使用肺血管扩张剂后，动脉血气分析结果有所改善：FiO_2 为 100% 情况下，pH 7.35、$PaCO_2$ 48 mmHg、PaO_2 107 mmHg。将患者转移至 ICU，患者病情保持稳定。

Ⓓ 讨 论

在本病例中，对于低氧血症的问题，我们迅速地将广泛的鉴别诊断范围缩小为氧扩散问题，这有可能是继发于体外循环和（或）TRALI 的 ARDS。通过对呼吸机参数和支气管镜检查的评估，有效地排除了气道阻塞、通气不足和供氧不足。由于 TEE 并未发现心脏的阳性表现，因此，发生心脏手术后通气/灌注不匹配（例如新的心内分流）的可能性较小。同样，双心室功能（TEE 评估）和心输出量（肺动脉导管评估）均正常，也不太可能是发生了心源性肺水肿或输血相关的循环超负荷。

ARDS 是低氧性呼吸衰竭的常见原因，其特征表现为：在非心源性肺损伤及炎性肺泡损伤的情况下发生肺顺应性降低。体外循环通过激活全身炎症级联反应、增加继发于肺不张的肺内分流等，会增加 ARDS 的发生风险。观察性研究发现，根据临床标准（$PaO_2 : FiO_2 < 300$），体外循环后 67%~87% 的患者会出现轻度 ARDS，20%~30% 的患者发生中度 ARDS（$PaO_2 : FiO_2 < 200$）。

同样，TRALI 是一种继发于输血的肺部炎症反应，如果在接受输血后 6 h 内出现急性非心源性肺水肿即可诊断。供体的白细胞抗体与受体抗原结合，促进中性粒细胞活化和肺隔离（pulmonary sequestration），从而触发炎症级联反应，使肺泡 – 毛细血管屏障受到破坏，引发炎性肺水肿。发生 TRALI 的受体危险因素包括紧急心脏手术、恶性血液肿瘤、大量输血、脓毒症、机械通气、较长时间体外循环及 APACHE Ⅱ 高评分。研究结果显示，所有血液制品均可导致 TRALI，但血浆容量较高的成分血（新鲜冰冻血浆、全血、单采血小板浓缩液）风险最高。经产女性所捐赠的血液存在更高的 HLA 或人类中性粒细胞抗原（HNA）抗体风险，与受体发生 TRALI 的更高风险相关。从这个角度上说，TRALI 的组织病理学表现与 ARDS 相似，当患者同时具有这两种疾病的危险因素时，两者难于鉴别。

　　幸运的是，这两种疾病的治疗方法是相同的：支持治疗以维持氧合，同时减少呼吸机所引发的、可造成进一步肺损伤的风险。应维持肺保护性机械通气，潮气量为 6~8 mL /kg（预计体重）、平台压 < 35 mmHg、呼气末正压 > 5 mmHg，以防止肺不张。近来的一些随机对照试验发现：使用神经肌肉阻滞剂并不能降低死亡率。这一阴性结果不禁引发了人们对于使用肌松剂进行治疗的质疑，但仍然建议在中重度 ARDS 中保持患者与呼吸机的同步。俯卧位可降低中重度 ARDS 的死亡率，但对于经胸骨正中切口手术的患者来说，这是相对禁忌证。对于使用呼吸机优化和补充治疗疗效差的患者，如果仍存在严重的低氧血症，可考虑将 VV ECMO 作为辅助治疗。

参考文献

[1] Voelker MT, Spieth P. Blood transfusion associated lung injury. J Thorac Dis, 2019,11 (8):3609–3615.

[2] McVey MJ, Kapur R, Cserti-Gazdewich C, et al. Transfusion-related acute lung injury in the perioperative patient. Anesthesiology, 2019,131 (3):693–715.

[3] Rong LQ, Di Franco A, Gaudino M. Acute respiratory distress syndrome after cardiac surgery. J Thorac Dis, 2016,8(10):E1177–1186.

[4] Papazian L, Aubron C, Brochard L, et al. Formal guidelines: management of acute respiratory distress syndrome. Ann Intensive Care, 2019,9:69.

[5] Munshi L, Walkey A, Goligher E, et al. Venovenous extracorporeal membrane oxygenation for acute respiratory distress syndrome: a systematic review and meta-analysis. Lancet Respir Med, 2019,7(2):163–172.

[6] Dijkhuizen A, De Bruin R, Arbous S. Incidence, risk factors and outcome of TRALI after cardiac surgery. Crit Care, 2013,17(Suppl 2):P373. https://doi.org/10.1186/cc12311.

40

LVAD 治疗后的原位心脏移植

S. Alireza Rabi　David A. D'Alessandro

ⓟ 问题的发生

在手术室度过漫长的一天后，我准备回家。这时，医院的器官移植协调员打电话通知我，我负责的一名长期心力衰竭患者找到了供心。这位 S 先生已经使用左心室辅助装置（LVAD）18 个月了，他植入 LVAD 是为了等待最终的心脏移植。在植入 LVAD 时，他的肺动脉压相当高，现在肺动脉压已降至可耐受的范围，但不太可能进一步下降了。在过去的几个月里，他因胃肠道出血多次入院。在最后一次与我会面时，他承认，由于频繁入院而情绪低落，他真的很期待一个更为持久的解决方案。在确认供心与 S 先生良好匹配后，我通知了他，他很高兴地接受了。当晚，患者被送往手术室进行原位心脏移植手术。

由于患者之前曾接受数次心脏手术（二尖瓣修复、冠状动脉旁路移植以及最近的 LVAD 植入），已造成严重粘连，因此现在要将自体心脏取出具有相当的挑战性。当供心送达手术室时，我的各项准备工作已经就绪，只等吻合了。如往常一样，首先完成了上、下腔静脉吻合。值得注意的是，供心血管的直径与受体上腔静脉（SVC）之间并不匹配，但我并没有特别担心，因为受体心脏的 SVC 直径通常都是明显偏大的。

S. A. Rabi · D. A. D'Alessandro (✉)
Department of Surgery, Massachusetts General Hospital, Boston, MA, USA
e-mail: dadalessandro@mgh.harvard.edu

S. A. Rabi
e-mail: srabi@mgh.harvard.edu

T. M. Sundt et al. (eds.), *Near Misses in Cardiac Surgery*,
https://doi.org/10.1007/978-3-030-92750-9_40

捐献者是一名"健康"的 28 岁年轻人，几乎是 S 先生年龄的一半。在完成吻合并开放主动脉后，心脏立即开始充满活力地跳动，此时我感到格外欣慰。接下来，便是止血，修补数针即完成了止血，我相当满意。起初是可以撤离体外循环的，但在数分钟内，患者的血流动力学参数突然发生了恶化。平均动脉压（MAP）降低，经食管超声心动图（TEE）提示左心室充盈不足——右心室衰竭似乎是最可能的原因，这在心脏移植中并不少见，特别是有肺动脉高压时。但我发现此时患者的肺动脉压（PAP）和中心静脉压（CVP）一道都在下降，通过超声以及目测检查，右心室处于高动力状态。有可能发生了全身血管扩张，但心指数也较低。要不是因为我还穿着手术衣、戴着手套，我估计我真的会挠头了。这到底是怎么回事？

就在这时，麻醉医生问我能不能把体位改成头高脚低位，因为患者的头部看起来有些肿胀。最重要的是：我立即意识到可能存在技术方面的问题，于是立即准备再开机体外循环。

Ⓢ 解决方案

体外循环再次开机后，阻断上、下腔静脉，拆掉 SVC 的吻合线。鉴于我认为问题发生在右心系统，所以没有必要阻断主动脉，也不需要灌注心脏停搏液。我修复了吻合口，这次将 SVC 吻合口下移至近 SVC - RA（右心房）交界水平。在 SVC 后壁做一切口，远离窦房结。我使用了三角测量技术，同时缩小针距，非常完美，怕是连亚历克西斯·卡雷尔（Alexis Carrel，译者注：法国外科医生和生物学家，但他的主要职业生涯时间是在美国。他因在血管缝合、血管移植领域的贡献于 1912 年荣获诺贝尔生理学或医学奖）都会为此感到自豪。我原计划采用锁边缝合技术，以防在打结时对吻合口造成荷包效应，但最后还是决定采用最为常用的技术。这次体外循环脱机毫无困难。右心室压力在正常范围内，上肢的肿胀也有所改善。我很高兴看到患者恢复了正常的窦性心律，毕竟对 SVC - RA 交界处的过多操作容易损伤窦房结或其供血动脉。

Ⓓ 讨 论

心输出量下降、右心室压力降低、心脏高动力及头部肿胀，表明面临 SVC 狭窄导致的前负荷降低。SVC 吻合口狭窄是双腔静脉心脏移植技术的罕见并发症。最常见的风险因素是供体与受体不匹配。许多心脏移植受体因长时间 CVP 升高，可表现为腔静脉扩张。供体和受体之间的显著不匹配以及 SVC 吻合口针距过大都有可能导致吻合口狭窄。

如果高度怀疑上述情况，最好立即解决。术后晚期发生的 SVC 综合征，可以通过经皮支架植入术进行治疗，但考虑到心脏移植术后经常需要行心内膜活检，所以，对 SVC 的治疗绝对不可掉以轻心。一位睿智的外科医生曾说过这样的话："如果你不开心地离开手术室，那么你也一定会不开心地再回到手术室。"所以，最好的办法就是立即解决问题。

参考文献

[1] Sze DY, Robbins RC, Semba CP, et al. Superior vena cava syndrome after heart transplantation: percutaneous treatment of a complication of bicaval anastomoses. J Thorac Cardiovasc Surg, 1998,116(2):253–261. https://doi.org/10.1016/S0022-5223(98)70124-2.

[2] Sachdeva R, Seib PM, Burns SA, et al. Stenting for superior vena cava obstruction in pediatric heart transplant recipients. Catheter Cardiovasc Interv, 2007,70 (6):888–892. https://doi.org/10.1002/ccd.21296.

41

术后纵隔炎

Myles E. Lee   Thoralf M. Sundt

Ⓟ 问题的发生

　　一名有严重冠心病家族史和糖尿病史的 73 岁患者，近一年呈现劳力性心绞痛。心导管检查提示下壁基底部无动力，左主干狭窄 80%，对角支狭窄 95%，右冠状动脉完全闭塞。

　　术中，我惊讶地发现：这是一个范围很大的透壁心肌梗死，累及右心室和左心室的大部分后壁和下壁。我将左胸廓内动脉移植到左前降支，对角支、旋支和后降支则构建静脉桥。在中等剂量正性肌力药物的支持下，撤离体外循环，术毕将患者转移到心脏外科 ICU，一般情况满意。患者在术后第 1 天拔除气管插管，并在第 2 天停用正性肌力药物。然而，就在那天晚上，患者发热，体温达 38.6 ℃。我立即给患者做血培养、痰培养及尿培养。与此同时，我发现患者表现出全身血管阻力降低、血压不稳定、少尿和血清肌酐升高，于是立即给予多巴胺静脉推注。术后第 3 天早上，患者因急性呼吸衰竭需要重新插管。由于左肺下叶不张，需要行支气管镜检查以排除气道黏液栓塞。在支气管镜检查期间，经过一阵咳嗽过后，我发现在貌似良性愈合的胸骨切口下 1/3 处有少量的血清样液体渗出伤口，而这与之前那场"平安无事"的手术间隔还不到 72 h，

M. E. Lee
Department of Cardiothoracic Surgery, Centinela Hospital Medical Center, Inglewood,CA, USA

T. M. Sundt (✉)
Division of Cardiac Surgery, Massachusetts General Hospital, Boston, MA, USA
e-mail: tsundt@mgh.harvard.edu

© The Author(s), under exclusive license to Springer Nature Switzerland AG 2022
T. M. Sundt et al. (eds.), *Near Misses in Cardiac Surgery*,
https://doi.org/10.1007/978-3-030-92750-9_41

看来这将是一场挑战，也成了对我辛苦努力的残酷嘲笑。我现在应该做什么？

(S) 解决方案

我留取了胸骨切口引流液进行革兰氏染色，结果令人震惊——竟然培养出大量革兰氏阴性菌。与此同时我了解到，前一晚的血培养中已经发现了革兰氏阴性杆菌。患者的白细胞计数已从术后第一晚的 8.9×10^9 /L 升至 14×10^9 /L。我立即启动抗生素治疗，并将患者送回手术室处理。

术中，我发现纵隔中有脓性分泌物，心脏上方有急性纤维蛋白剥落层，左侧胸膜腔有 500 mL 脓性积液。我用了 6 L 的生理盐水反复冲洗纵隔、心包和胸膜腔，并放置了新的胸膜腔引流管。胸骨看起来还好，没有明显受损。鉴于存在深部感染的证据，我决定放置负压伤口治疗（NPWT）装置，并在 48 h 内再返回手术室进行进一步评估。之后，患者退热，在重新探查后，我用钢丝重新拉闭胸骨、缝合筋膜，并间断垂直褥式缝闭皮肤切口。

(D) 讨 论

当前，术后纵隔炎的发生率已降至 1% 以下，但考虑到心外患者的共病越来越多，因此这一数字仍不可小觑。虽然纵隔炎的发生率并不高，但一经发生，它会导致并发症发生率升高和长期生存率显著降低。尽管一直未确定此病例感染的原因，但一名相对健康的患者发生如此迅速、凶险的感染，这非常符合术中或 ICU 内的医源性感染表现。可能的感染源包括：监测管路、注射接头、用热稀释法测量心输出量所用的注射液、麻醉回路、灌注管路及手术器械。

其他可能导致此并发症的原因包括：高龄、营养状况不佳、糖尿病、先前存在的亚临床感染、免疫功能受损、手术时间延长、心输出量低、因出血而紧急再开胸探查术、使用双侧胸廓内动脉用作血管桥以及手术操作方面存在问题。本例患者之所以生存下来，与他原本良好的基础情况、迅速的诊断以及从患病之初起的积极治疗直接相关。

在开展心脏手术的早期，纵隔炎的治疗包括清创、开放引流及持续数周乃至数月时间的开放伤口、等待缓慢的肉芽生长。而后，人们开始采用胸骨重新缝合固定、用稀释的聚维酮碘溶液行纵隔冲洗。但是，已有研究证明：全身碘水平过高有发生肾功能障碍、甲状腺功能障碍和电解质异常的风险。取而代之的是用稀释的抗生素溶液进行灌洗，但这种替代方法缺乏数据支持。现今，更为普及的措施是采用 NPWT 设备。如果感染灶看起来较为表浅，没有骨质破坏的证据，则开放皮肤切口，使用 NPWT，这可能会有所帮助。如果感染灶较深，在最终闭合伤口之前清除坏死组织并彻底清理伤口，这一点至关重要。本文所述病例，其胸骨看似是有活力的，所以进行了直接闭合。然而，如果存在骨质破坏，则在皮瓣闭合之前必须进行积极的清创，包括去除肋软骨。

当然，治疗纵隔感染的最佳方法是预防。纵隔炎最常见的致病菌是金黄色葡萄球菌。专门针对此种病原菌的各种努力已证明是有效的，包括使用莫匹罗星涂抹鼻腔消毒和用葡萄糖酸氯己定皂进行局部洗浴。除了这些化学干预措施之外，完善的手术操作技术至关重要，包括最大限度地减少由电刀过度烧灼所致的组织坏死以及彻底的机械闭合胸骨，避免两侧胸骨间发生相对运动，这一点无论怎么强调都不为过。术前应优化患者自身状况，包括营养状况、血糖控制，并应尽可能戒烟。目前的指南建议围手术期使用抗生素 48 h。

参考文献

[1] Kaspersen AE, Nielsen SJ, Orrason AW, et al. Short- and long-term mortality after deep sternal wound infection following cardiac surgery: experiences from SWEDEHEART. Eur J Cardiothorac Surg, 2021,60(2):233–241. https://doi.org/10.1093/ejcts/ezab080 PMID: 33623983.

[2] Lazar HL, Vander Salm T, Engelman R, et al. Prevention and management of sternal wound infections. J Thorac Cardiovasc Surg, 2016,152:962–972.

[3] Mills C, Bryson P. The role of hyperbaric oxygen therapy in the treatment of sternal wound infection. Eur J Cardiothorac Surg, 2006,30(1):153–159. https://doi.org/10.1016/j.ejcts.2006.03. 059 PMID: 16769519.

[4] Gustafsson RI, Sjögren J, Ingemansson R. Deep sternal wound infection: a sternal-sparing technique with vacuum-assisted closure therapy. Ann Thorac Surg, 2003,76(6):2048–2053. https://doi.org/10.1016/s0003-4975(03)01337 PMID: 14667639

42

VV ECMO 应对转运中的"主动"失代偿

Travis Hull   Masaki Funamoto

P 问题的发生

昨晚，一名肥胖（BMI 为 44 kg/m²）的 36 岁男性因不明原因的急性呼吸窘迫综合征（ARDS）急诊入院。虽然他的新型冠状病毒（COVID-19）检测结果仍在等待中，但几乎每个人都怀疑这就是原因。3 d 前，患者开始出现呼吸困难。在被送入 ICU 并需要插管和机械通气之前，他的呼吸状况急剧恶化。今天开始发热，体温高达 39.2℃。胸部 X 线检查显示左肺下叶实变，我怀疑他患有肺炎。入院时开始使用广谱抗生素，但很明显，呼吸机参数虽已设置到最优状态，呼气末正压（PEEP）也已经调至较高水平，但最新的血气分析结果仍然显示为明显的呼吸性酸中毒，缺氧情况不断恶化——他无法耐受在 ARDS 的基础上再患有肺炎。我立即联系手术室，拟行静脉-静脉体外膜肺氧合（VV ECMO），以进行生命支持。"镶嵌"手术室可进行经食管超声心动图（TEE）和 X 线透视检查，以监测插管的置入过程并确认最终的置管位置。在我转身想完成 ICU 查房时，患者已经被送往手术室了。然而，就在他离开 ICU 的几分钟后，我的寻呼机响起：紧急！患者在转运过程中使用面罩气囊通气时发生严重失代偿。真是后悔！我应该在 ICU 床边就把气管插管插好。

T. Hull · M. Funamoto (✉)
Department of Surgery, Massachusetts General Hospital, Boston, MA, USA
e-mail: Thull1@partners.org

M. Funamoto
Department of Cardiothoracic Surgery, Methodist Hospital, San Antonio, TX, USA

我一边冲下楼梯，一边思考该采用什么样的方式来完成紧急插管。

对于 ARDS 和肥胖的患者，使用面罩气囊通气时，无法维持 PEEP，而患者的肺组织顺应性降低，因此易于塌陷而发生失代偿。患者的血氧饱和度只能维持 60 s，之后即会出现发绀。我立即为患者消毒铺巾，在超声引导下将 4 F 鞘管置入患者右颈内静脉，我计划使用双腔静脉 ECMO 插管，这样就可以在限制的时间内尽快启动 VV ECMO，以尽量减少患者缺氧时间。由于这是一例急诊手术，心脏麻醉医生还没来得及准备 TEE，放射技术人员也尚未准备好透视检查设备。但患者病情危重，没有时间继续等待，我于是呼叫尽快推来 C 臂机，在 C 臂的指导下将导丝从 4 F 鞘管内推进。此时，麻醉医生已将 TEE 探头放入，可以确认导丝穿过右心房进入了下腔静脉。我依次扩张腔道，放置好 VV ECMO 的双腔静脉插管，但就在此时，麻醉医生告知我说患者出现室性心动过速——已经无法耐受严重缺氧了！

ⓢ 解决方案

我怀疑导丝从下腔静脉移出并在右心室中绕圈，事实上透视检查也证实了这一点。考虑到使用 C 臂图像进行引导存在局限性，置入双腔插管有可能造成右心室穿孔，于是，我决定调整入路。我将经右颈内静脉入路置入的导丝撤回到右心房，让我的高级专培医生经右股静脉置入一条 4 F 鞘管，我计划分别从右颈内静脉和右股静脉送入两条静脉插管来实现 VV ECMO。置管过程顺利，通过 TEE 和透视确认了插管分别位于右心房和下腔静脉中。将插管连接至 ECMO 回路，启动 VV ECMO，这样就可以快速实现全流量辅助，改善缺氧、纠正酸中毒。术毕，将患者送回心脏外科 ICU。此时，他的新冠病毒检测结果已出，报告为阴性。在肺保护性通气辅助下，患者在 5 d 后撤离 ECMO，并在 ARDS 恢复的 2 周后出院，进行康复治疗。

ⓓ 讨 论

本例患者因 ARDS 和病态肥胖导致肺部顺应性下降，尽管尝试最大通气设置和高 PEEP，但呼吸状况仍在不断恶化；因此，在转运过程中，禁止脱离呼吸机而使用面罩气囊给氧。一旦 PEEP 被移除，依赖于高呼气末压的肺组织立刻会发生塌陷，这样的缺氧情况是无法在紧急转运至手术室的过程中得以恢复的[1]。"主动"失代偿的患者将无法耐受转运过程，所以，应立即在床边行 VV ECMO 插管，以便在进行插管时能保证 PEEP。

双腔插管 VV ECMO 具有简化床边护理、允许患者移动等优点，但是，应避免在紧急情况下使用。毕竟双腔插管的放置并非易事，需要出色的图像引导，从而获得可控的设置[2]。在放置导丝和送入插管时，即使是使用了加硬导丝，也需要一些影像学手段［例如 TEE 或（和）X 线透视检查］来实时监测，以确保导丝没有从下腔静脉移位至其他解剖空间，没有在右心房或右心室内绕圈[3-4]。此外，与双静脉插管策略相比，双腔导管更易造成心腔及血管的穿孔，因此接受双腔静脉插管前应始终做好准备，并将下颌到膝盖之间的区域消毒、铺巾，以便在发生穿孔时可以立即紧急开胸[5]。

对于本例患者，最佳插管策略是在床边操作，选择双静脉入路、使用两条单腔插管，并使用便携式图像引导（例如 TTE、TEE 或便携式 X 线设备）。这是稳定住失代偿患者的最佳方法，同时也并不排除在日后将患者转运至手术室，在 X 线透视下置入双腔静脉插管，使得患者能够坐起，甚至参与物理治疗。

参考文献

[1] Testerman GM, Breitman I, Hensley S. Airway pressure release ventilation in morbidly obese surgical patients with acute lung injury and acute respiratory distress syndrome. Am Surg, 2013,79(3):242–246.

[2] Lindholm JA. Cannulation for veno-venous extracorporeal membrane oxygenation. J Thorac Dis, 2018,10(Suppl 5):S606–612.

[3] Hemamalini P, Dutta P, Attawar S. Transesophageal echocardiography compared to fluoroscopy for avalon bicaval dual-lumen cannula positioning for venovenous ECMO. Ann Card Anaesth, 2020,23(3):283–287.

[4] Hirose H, Yamane K, Marhefka G, et al. Right ventricular rupture and tamponade caused by malposition of the Avalon cannula for venovenous extracorporeal membrane oxygenation. J Cardiothorac Surg, 2012,7:36.

[5] Czerwonko ME, Fraga MV, Goldberg DJ, et al. Cardiovascular perforation during placement of an Avalon Elite(R) Bicaval dual lumen ECMO cannula in a newborn. J Card Surg, 2015,30(4):370–372.

43

经胸骨正中切口再次开胸手术中的损伤

Brittany Potz   George Tolis

(P) 问题的发生

一名 72 岁的患者因罹患风湿性心脏病于 15 年前接受了二尖瓣置换（人工机械瓣），目前存在严重的主动脉瓣反流症状，此次由我为他做再次开胸手术。开胸的过程很顺利，使用摆动锯锯开胸骨，而后是右心室和右心房的游离，过程也比较轻松。但在游离升主动脉时遇到了困难，一部分升主动脉旋至右胸，这种情况有一定的挑战性。我必须增加显露的范围，于是我尝试将胸骨牵开器进一步旋开一些，然而就在这时，我看到胸骨切口的上部突然涌出了黑色的血流，我的心立刻沉了下去。

(S) 解决方案

这黑色的血液可能来自撕裂的无名静脉，而撕裂点很可能就在上次手术主动脉插管位所对应的无名静脉处，主动脉与无名静脉紧紧地粘连在一起。我非常懊恼，在调整胸骨牵开器之前竟然没有评估静脉的张力。这种纤薄的静脉血管完全无法承受增大的张力。我立即开始建立体外循环，一来可减轻静脉压力，同时还能回输血液。待局面得到更好控制后，我尝试用一小块牛心包补片来修复破口，直接缝合只会导致更大的张力，并可能导致进一步撕裂成为更大的破口。

B. Potz
Department of Surgery, Massachusetts General Hospital, Boston, MA, USA
e-mail: bpotz@mgh.harvard.edu

G. Tolis (✉)
Department of Surgery, Brigham and Women's Hospital, Boston, MA, USA
e-mail: gtolis@partners.org

© The Author(s), under exclusive license to Springer Nature Switzerland AG 2022
T. M. Sundt et al. (eds.), *Near Misses in Cardiac Surgery,*
https://doi.org/10.1007/978-3-030-92750-9_43

ⓓ 讨 论

再次开胸手术的损伤发生率较低，仅为 2%~4%[1-3]，但这种风险随着开胸次数的增加而增加[3]。约 1/3 的损伤发生在再开胸阶段，死亡率高达 25%；然而，有 50% 发生在尚未建立体外循环阶段[4]，此时进行组织解剖是相当危险的。各解剖结构所面临的风险近似，无名静脉、右心室、主动脉、大隐静脉桥及胸廓内动脉（ITA）损伤的发生率大致均为15%。本例患者，在尝试扩大术野时，加大了胸骨牵开器的开放幅度以改善升主动脉的显露，导致无名静脉撕脱伤（但可能稍微过度），这是再次开胸过程中有可能发生的众多并发症之一。条理清晰、准备充分的再次开胸往往可以避免类似的并发症发生；一旦发生，同样需要按照系统的处理方式进行处理，以避免在修复罪犯血管之前或建立体外循环之前过度失血。

已有研究证实：术前 CT 扫描可以降低再次开胸的组织损伤风险[2]，因此应始终在再次胸骨正中切口开胸前行 CT 扫描。CT 影像可以全景观察心脏及周围组织的解剖，明确无名静脉、升主动脉、右心室、右心房、大隐静脉桥和 ITA 桥与胸骨后板的接近程度。如果外科医生感觉粘连的解剖结构无法安全开胸，则可以在开胸前经外周血管建立体外循环。如果升主动脉（或主动脉假性动脉瘤）直接贴附在胸骨上，那么深低温和停循环策略可能是安全开胸的唯一选择。术前 CT 成像还将帮助外科医生决定在尝试开胸前是否应首先建立体外循环，以避免在再开胸过程中损伤静脉结构时出现大量失血和血流动力学不稳定[5]。

如果在右心室、右心房或无名动脉损伤时尚未建立体外循环，外科医生应快速判断是否具备立即修复的可能性，或者是否需要优先建立体外循环。如果决定立即就地修复出血器官的损伤，则必须格外小心，避免为显露出血点而造成撕裂的进一步恶化。

在这种情况下，加力牵开胸骨断缘可能会导致无名静脉撕脱，这样的损伤可能非常难以解决，尤其是撕脱发生在胸骨后时（通常在胸骨左侧断缘）。如果 Swan-Ganz 导管是从左颈部置入，那么修复的难度会进一步增加。值得庆幸的是，一般情况下，中心静脉压（CVP）都会较低（除非存在有导致 CVP 升高的病理因素），通过积极的颈部填塞往往可以暂时控制失血，直到建立体外循环并修复损伤点，或者将破损的静脉结扎。

最后需要提及的是：如果已经在股动脉和静脉中置入导丝，则将显著缩短从受伤到建立体外循环的时间，因此应该常规采用此策略，特别是对尚处于职业生涯早期阶段的外科医生们[3]。此外，当遇到麻烦时，没有什么比经验更重要的了，因此咨询更资深的外科医生绝对是正确的选择[5]。

参考文献

[1] O'Brien MF, Harrocks S, Clarke A, et al. How to do safe sternal reentry and the risk factors of redo cardiac surgery: a 21-year review with zero major cardiac injury. J Card Surg, 2002,17(1):4–13. https://doi.org/10.1111/j.1540-8191.2001.tb01213.x. PMID: 12027125.

[2] Imran Hamid U, Digney R, Soo L, et al. Incidence and outcome of re-entry injury in redo cardiac surgery: benefits of preoperative planning, Eur J Cardio-Thorac Surg, 2015,47(5):819–823. https://doi.org/10.1093/ejcts/ezu261.

[3] Luciani N, Anselmi A, De Geest R, et al. Extracorporeal circulation by peripheral cannulation before redo stesrnotomy: indications and results, The J Thorac Cardiovasc Surg, 2008,136:572–577. https://doi.org/10.1016/j.jtcvs.2008.02.071.

[4] Park CB, Suri RM, Burkhart HM, et al. Identifying patients at particular risk of injury during repeat sternotomy: analysis of 2555 cardiac reoperations. J Thorac Cardiovasc Surg, 2010,140(5):1028–1035. https://doi.org/10.1016/ j.jtcvs.2010.07.086 PMID: 20951254.

[5] Sabik J, Blackstone E, Houghtaling P, et al. Is reoperation still a risk factor in coronary atery bypass surgery? The Ann Thorac Surg, 2005,80:1719–1727. https://doi.org/10. 1016/ j.athoracsur.2005.04.033.

关胸：即时关胸还是延迟关胸

Greg A. Leya   Arminder S. Jassar   Kenneth T. Shelton

ⓟ 问题的发生

　　这真是漫长的一周，而事实上，现在才星期二。周一严重超时加班，而今天又遭遇每台手术之间的拖延。我终于可以躺下睡觉了，在梦中享受着充满阳光、沙滩和热带果茶的美好"假期"……凌晨 2 点，住院医生的电话瞬间打断了我的美梦。一名主动脉瓣机械瓣置换术后的 61 岁患者从外院刚刚转到我们急诊室，他因急性发作的严重胸痛而就诊。甚至不需要这位值班的小伙子在电话里把故事讲完，我就已经想象到了即将发生的场景：一名正在服用双香豆素的患者，因急性主动脉夹层而需要再次开胸手术。揉揉眼睛，我开始考虑各种可行的预案。一种办法是：让一位资深的同事先密切关注患者，如果形成心包粘连则会保护夹层不进一步恶化，这样可以尽量拖到早上，等手术团队精力充沛时再手术。遗憾的是，我知道这种方法没有强有力的证据支持，我可不想成为下一次死亡和并发症讨论会的头条议题。于是，我赶往医院，并让医院同事将患者送入手术室。

G. A. Leya · A. S. Jassar
Department of Surgery, Massachusetts General Hospital, Boston, MA, USA
e-mail: gleya@mgh.harvard.edu

A. S. Jassar
e-mail: ajassar@mgh.harvard.edu

K. T. Shelton (✉)
Department of Anesthesia, Massachusetts General Hospital, Boston, MA, USA
e-mail: kshelton@mgh.harvard.edu

在手术室里，经食管超声心动图（TEE）给出的诊断证实了我的猜测。我选择行外周插管建立体外循环，接着便开始了手术操作。在切开胸骨后遇到严重的粘连和一些出血，但这都不是问题，我幸运地避免了开进主动脉。这不是一个容易的手术——需要对升主动脉和主动脉根部进行人造血管移植，并将人造血管缝合到机械瓣的缝合环上，再将冠状动脉吻合在人造血管的近端，将近心侧 2/3 的主动脉弓与人造血管的远心端吻合在一起。右冠状动脉扣已经游离出来，我需要格外小心地将其移植到人造血管的近心端。开放主动脉阻断钳后，心脏很快便恢复至正常节律，这让我松了一口气。我们已经脱离困境了吗？令人惊讶的是，经过如此长时间的体外循环和主动脉阻断，我们竟然能够让患者成功撤离体外循环并拉闭胸骨。我一边收紧钢丝，一边让巡回护士播放我最喜欢的乔治·斯特雷特的音乐。就在这时，麻醉医生抱怨说患者的右心室功能不太满意。我努力地抑制住对麻醉医生的不满——你们啥时候对右心室功能满意过？我抬头看向心电监护仪，中心静脉压（CVP）已达 18 mmHg，血压也在下降。这是典型的心脏压塞啊！我赶紧放松拉闭胸骨的钢丝，CVP 下降、血压上升。我必须承认，心脏看起来湿湿肿肿的。我犹豫了：拉闭胸骨，出血就会减少，但血流动力学状态就会恶化。出血或血流动力学恶化，如何取舍？我处于两难之间。这场手术什么时候才能结束啊！

⑤ 解决方案

匹夫之勇不足取，小心驶得万年船。我最后决定还是打开胸腔以减轻心脏的压力负荷。我在胸骨两端各放置了一个 60 mL 注射器套管，撑开胸骨的左右两侧，用 Esmark 覆盖创面后，在其上再覆盖 Ioban 抗菌敷料。将患者送回 ICU。

呼吸机辅助通气，继续使用升压药及正性肌力药物，患者情况逐步改善。术后第 2 天返回手术室进行纵隔冲洗。确定创面无出血后，拉闭胸骨，关胸。

⑩ 讨 论

延迟关胸这一话题始于 20 世纪 70 年代，1%~4% 的心脏术后病例需要延迟关胸，在儿科人群中尤为常见。许多研究阐述了儿童先天性心脏病手术后延迟关胸的优点：开放胸腔有助于减轻纵隔器官的压力，当存在大出血或难以止血的情况时易于操作。因此，心脏术后延迟关胸的主要指征包括：心脏舒张功能受到机械限制，表现为血流动力学不稳定或心律失常；心肌水肿、右心室衰竭、顽固性出血或呼吸机压力参数过高，以及闭合胸骨可导致肺顺应性下降。

本病例存在多个可导致胸骨延迟关闭的危险因素，包括：再次手术、体外循环时间和主动脉阻断时间过长以及需要输注血制品。在这种情况下，患者在第一次返回手术室时就能够关闭胸部切口，但更常见的情况是：患者在最终闭合切口前需要一次或多次的纵隔冲洗。尽管本例患者仅使用了简单的 Esmark 和 Ioban 敷料覆盖伤口，但大多数情况下外科医生会使用真空辅助闭合装置，这些装置可预防右心室撕裂这一灾难性并发症（常发生于咳嗽时），因此广受青睐。

延迟关胸的患者在 ICU 中应在镇静下保持气管插管。虽然清醒试验有助于评估神经功能，但必须确保患者在试验期间仍能接受全面的呼吸机支持。对于胸部开放的患者，即使使用先进的呼吸机，也难以产生足够的胸内负压来维持足够的每分通气量。可以通过监测胸管引流量和血流动力学参数来判断出血情况。纵隔感染仍然是许多 ICU 医务人员最关心的问题，但只有 1%~4% 的延迟关胸患者会因此导致病情加重。虽然没有明确的证据支持或反对预防性使用抗生素，也没有明确的指南，但随着我们对抗生素的使用愈发成熟，大多数医生已经放弃经验性使用广谱抗生素，但不同医院在抗生素的选择和疗程上仍存在很大差异。

参考文献

[1] Adsumelli RS, Shapiro JR, Shah PM, et al. Hemodynamic effects of chest closure in adult patients undergoing cardiac surgery. J Cardiothorac Vasc Anesth, 2001,15(5):589–592.

[2] Furnary AP, Magovern JA, Simpson KA, et al. Prolonged open sternotomy and delayed sternal closure after cardiac operations. Ann Thorac Surg, 1992,54:233–239.

[3] Gielchinsky I, Parsonnet V, Krishnan B, et al. Delayed sternal closure following open-heart operation. Ann Thorac Surg, 1981,32:273–277.

[4] Anderson CA, Filsoufi F, Aklog L, et al. Liberal use of delayed sternal closure for postcardiotomy hemodynamic instability. Ann Thorac Surg, 2002,73:1484–1488.

[5] Estrera AL, Porat EE, Miller CM 3rd, et al. Outcomes of delayed sternal closure after complex aortic surgery. Eur J CTS, 2008,33:1039–1042.

[6] Elassal AA, Eldib OS, Dohain AM, et al. Delayed sternal closure in congenital heart surgery: a risk-benefit analysis. The Hear Surg Forum, 2019, 22(5).

[7] Christenson JT, Maurice J, Simonet F, et al. Open chest and delayed sternal closure after cardiac surgery. Eur J CTS, 1996,10:305–311.

[8] Boeken U, Feindt P, Schurr P, et al. Delayed sternal closure after cardiac surgery. J Card Surg, 2011,26:22–27.

[9] Eckardt JL, Wanek MR, Udeh CI, et al. Evaluation of prophylactic antibiotic use for delayed sternal closure after cardiothoracic operation. Ann Thorac Surg, 2018,105:1365–1369.

45

LVAD 植入后的超吸现象

S. Alireza Rabi   David A. D'Alessandro

Ⓟ 问题的发生

　　七月的波士顿，街道上热闹非凡。上午在诊所，患者不太多，比较轻松，中午我出来沿着查尔斯街随便逛逛。下午的计划是为患有缺血性心肌病的退休教师 C 先生放置左心室辅助装置（LVAD）。他今年 68 岁，6 年前，因心肌缺血接受了冠状动脉支架植入。从那时起，我院的心力衰竭团队就一直负责随访。尽管进行了积极的药物治疗，但其心脏功能仍持续恶化。目前，他正在接受心脏移植评估，并无禁忌证。然而，由于症状进行性加重，同时存在肾功能不全，所以我们计划先行 LVAD 植入，作为移植前的过渡。

　　手术开始时，患者的右心房压力为 15 mmHg，肺动脉（PA）的收缩压和舒张压分别为 25 mmHg 和 12 mmHg。考虑到这一情况，我决定无论如何都要按计划进行手术。这个手术的操作技术并不复杂，LVAD 很快便就位，灌注师启动设备并快速升至全流量，我对插管的位置比较满意。起初，流量令人很满意，平均动脉压（MAP）在少量正性肌力药物和升压药支持下可维持在 60~67 mmHg。止血效果也很不错，于是我开始尝试关胸。就在这时，设备警报响了，提示连续出现超吸。患者的

S. A. Rabi · D. A. D'Alessandro (✉)
Department of Surgery, Massachusetts General Hospital, Boston, MA, USA
e-mail: dadalessandro@mgh.harvard.edu

S. A. Rabi
e-mail: srabi@mgh.harvard.edu

T. M. Sundt et al. (eds.), *Near Misses in Cardiac Surgery*,
https://doi.org/10.1007/978-3-030-92750-9_45

中心静脉压（CVP）开始升高。经食管超声心动图（TEE）提示：LVAD 的流入管位置合适，但室间隔已向左心室侧偏移。

(S) 解决方案

我意识到室间隔偏移的根源在于右心室衰竭，故立即要求灌注师迅速调低 LVAD 流量，同时要求麻醉医生加用升压药以保持 MAP > 70 mmHg，并给予米力农、中等剂量肾上腺素和吸入依前列醇。我让麻醉医生将 TEE 的切面调整至四腔心视图，以更好地监测干预措施对右心的影响。几分钟后，右心房压力开始下降，PA 搏动指数（PAPi）增加到 2 以上。当我确认右心室已在一定程度上恢复了功能，便要求灌注师逐渐增加 LVAD 流量，同时继续观察四腔心视图。我的目标是将 LVAD 流量调整至室间隔稍向右心室侧偏移的程度。一旦达到要求，便维持流量恒定。我很高兴看到 PA 压力保持稳定，且超声心动图显示右心室功能良好。我完全清楚，如果上述操作未能成功挽救右心室功能，则可能需要实施计划外的双心室辅助（BiVAD）。在接下来的 48 h 内，我计划逐渐增加 LVAD 流量。

(D) 讨 论

"超吸"是一个动态过程，是指因左心室壁塌陷而导致 LVAD 装置的流入管阻塞。超吸事件的主要原因是前负荷降低、右心室衰竭、植入过程中发生流入管角度不当以及心律失常。在这种情况下，可通过 CVP 升高和超声心动图来排除低容量和插管位置不适当等潜在原因。如果术前 PA 压力较低，超声心动图提示室间隔向左心室偏移，均表明右心衰竭是导致超吸的原因。外周血管压力降低也会导致 LVAD 流量增加，这主要是因为离心泵对后负荷较为敏感，后负荷降低会导致流量加大。快速左心室减压也可以使室间隔向左偏移，这会进一步损害右心室的基线功能。治疗包括使用正性肌力药物支持右心室、给予肺血管扩张剂，还可以通过降低 LVAD 泵速并增加后负荷来纠正超吸的问题。

现已开发出多个用来预测 LVAD 植入后右心室衰竭的参数。PAPi 的计算公式为：（肺动脉收缩压 – 肺动脉舒张压）/ 右心房压，PAPi 的测定已得到普及。当 PAPi < 2 时，可预测 LVAD 植入后发生右心室衰竭。

参考文献

[1] Meineri M, Van Rensburg AE, Vegas A. Right ventricular failure after LVAD implantation: prevention and treatment. Best Pract Res Clin Anaesthesiol, 2012,26(2):217–229. https://doi.org/10.1016/j.bpa.2012.03.006.

[2] Kochav SM, Flores RJ, Truby LK, et al. Prognostic impact of pulmonary artery pulsatility index (PAPi) in patients with advanced heart failure: insights from the ESCAPE trial. J Card Fail, 2018,24(7):453–459. https://doi.org/10.1016/j.cardfail.2018.03.008.

[3] Kang G, Ha R, Banerjee D. Pulmonary artery pulsatility index predicts right ventricular failure after left ventricular assist device implantation. J Heart Lung Transplant, 2016,35(1):67–73. https://doi.org/10.1016/j.healun.2015.06.009.

[4] Reesink K, Dekker A, Nagel TV, et al. Suction due to left ventricular assist: implications for device control and management. J Artif Organs, 2007,31(7):542–549. https://doi.org/10.1111/j.1525-1594.2007. 00420.x.

[5] Guglin M, Zucker MJ, Borlaug BA, et al. ACC heart failur and transplant member section and leadership council. Evaluation for heart transplantation and LVAD implantation: JACC council perspectives. JACC, 2020,75(12):1471–1487. https://doi.org/10.1016/j.jacc.2020.01.034.

46

人工机械瓣血栓形成

Antonia Kreso   Serguei Melnitchouk

(P) 问题的发生

    我所在医院的急诊科是这个城市里最繁忙的急诊科，这里既有来自周边地区的病情极其复杂的病患，也有来自市中心的当地患者。前者，经常是带着具有挑战性的诊断来就诊，而后者也常常如此。今天，急诊科要我去看的一名 58 岁的男性患者就是这样，他近期在其他医院接受了二尖瓣手术。急诊科医生告诉我：患者有酗酒、跌倒和癫痫病史，正在服用卡马西平。从病史记录来看，患者在 3 个月前因心内膜炎引发二尖瓣关闭不全而接受了人工机械瓣二尖瓣置换术。出院时服用华法林，但因社会支持较差，因此失访。他现在因呼吸急促而再次就诊。

    我对患者进行了初步检查，发现他处于容量超负荷状态，血压为 110/60 mmHg，四肢温暖，双肺可闻及啰音和低沉的瓣叶闭合喀喇音。实验室检查提示国际标准化比值（INR）为 1.3，看到这一结果，我心中所怀疑的诊断得到了支持。急诊室医生告诉我：初步超声检查提示二尖瓣存在跨瓣压差，瓣口面积仅为 0.9 cm^2。

A. Kreso · S. Melnitchouk (✉)
Department of Surgery, Massachusetts General Hospital, Boston, MA, USA
e-mail: smelnitchouk@mgh.harvard.edu

A. Kreso
e-mail: akreso@mgh.harvard.edu

© The Author(s), under exclusive license to Springer Nature Switzerland AG 2022
T. M. Sundt et al. (eds.), *Near Misses in Cardiac Surgery*,
https://doi.org/10.1007/978-3-030-92750-9_46

⑤ 解决方案

我回顾了超声心动图显像，可惜这些图像并没有清楚地显示两个瓣叶的运动。于是，我下医嘱进行快速透视检查，我的怀疑再次得到了证实——右前斜（RAO）头位投影显示人工二尖瓣的一个叶片并没有动，另一个叶片则可以完全正常开闭。我立即给予患者肝素治疗，并将其送入 ICU 进行密切监测。我与患者讨论下一步的治疗策略。虽然病变发生在左心瓣膜上，但由于看上去并没有很大的血栓负担，因此发生血栓栓塞的风险相对较低。与纤溶作用相关的颅内出血风险绝不能忽视，但再次手术同样面临很大风险。第二天早上，经胸超声心动图（TTE）检查显示其中一个叶片仍然处于被卡住的状态，因此，我决定开始缓慢地给予静脉溶栓治疗。经透视复查发现两个瓣叶现在都可以自由开闭了。TTE 证实二尖瓣跨瓣压差有所改善。患者暂时并没有任何神经系统并发症，溶栓治疗避免了一次手术干预。于是，我建议过渡到华法林，将 INR 目标值设定为 3~4。我真希望患者当初接受的是生物瓣，但不管怎样，现在看来，我和患者都暂时躲过了一劫。

⑩ 讨 论

急性机械瓣膜血栓形成需要尽可能快速诊断、评估和治疗，否则，病情可能会迅速恶化。导致机械瓣卡瓣的主要原因包括：血栓形成、新发的感染性心内膜炎或血管翳向内生长等。进一步的诊断检查可能包括 CT 扫描、TTE/TEE 或 X 线透视检查等多模态成像。X 线透视检查是一种有效的辅助手段，有助于诊断出卡瓣。采用倾斜的投照位，X 线束平行于瓣膜环平面和叶片轴（通常是 RAO 头位投影），可获得瓣叶开闭的角度，并在治疗后进行系列随访。

对于近期发生的血栓、轻度心力衰竭（NYHA Ⅰ 或 Ⅱ 级症状）和血栓负荷 $< 0.8 \text{ cm}^2$ 的患者，溶栓治疗是一种可以接受的治疗人工瓣膜血栓的方法。静脉注射肝素 48 h 的试验性治疗较为合理，有时会成功。然而，如果肝素治疗不成功，则应在其后立即行溶栓治疗或手术干预。对于血栓负荷较大或活动血栓 $> 0.8 \text{ cm}^2$ 的患者，因栓塞而发生卒中的风险较高。对于有出血性卒中病史、近期发生创伤或内出血的患者以及有严重高血压的患者，发生与溶栓治疗相关的并发症的风险将会增加[1-2]。

　　与之前的高剂量方案相比，慢速低剂量溶栓方案具有更高的成功率和更低的并发症发生率，而且，对于那些之前曾认为必须紧急手术干预的患者有效。有报道慢速低剂量溶栓方案的成功率＞90%，栓塞事件发生率＜2%，大出血率＜2%[3]。而下列情况支持手术治疗：丰富的手术治疗经验、患者的手术风险低、有溶栓禁忌证、复发性瓣膜血栓、心功能 NYHA Ⅳ级、大块血栓（＞0.8 cm²）、左心房血栓、合并需要血运重建的冠状动脉疾病、其他瓣膜疾病、可能存在血管翳，以及患者自身要求手术[4]。

　　如果存在溶栓禁忌，则需要急诊再次手术。在手术中，可以检查人工瓣膜上是否存在影响瓣叶运动并容易形成血栓的血管翳。如果机械瓣叶可以轻松地启闭，并且血栓很小且没有明显的血管翳，则可以简单地清洁机械瓣膜，必要时可以旋转瓣膜的植入角度。然而，如果血栓很大，那么替换旧瓣膜可能更为简单和直接，事实上这种情况并不罕见。选择另一个机械瓣膜还是人工生物瓣膜进行替换，需要根据每个患者的情况进行个体化分析。在分析机械瓣膜与生物瓣膜的风险和获益时，需要参考患者的年龄和合并疾病，以及患者的偏好。对于解剖结构允许放置更大尺寸瓣膜的老年患者，可以将瓣中瓣策略设定为未来治疗的方向。最后，为患者提供药物咨询和遵守 INR 要求有助于获得长期持久的理想疗效，对于高危人群尤其如此，此类患者可能难以获得合理的护理或密切随访 INR。

参考文献

[1] Nishimura RA, Otto CM, Bonow RO, et al. 2014 AHA/ACC guideline for the management of patients with valvular heart disease: executive summary. Circulation, 2014,129:2440–2492.

[2] Nishimura RA, Otto CM, Bonow RO, et al. AHA/ACC focused update of the 2014 AHA/ACC guidelines for the management of patients with valvular heart disease. JACC, 2017,70(2):252–289.

[3] Özkan M, Cakal B, Karakoyun S, et al. Thrombolytic therapy for the treatment of prosthetic heart valve thrombosis in pregnancy with low-dose, slow infusion of tissue-type plasminogen activator. Circulation, 2013,128:532–540.

[4] Özkan M, Gunduz S, Gursoy OM, et al. Ultraslow thrombolytic therapy: a novel strategy in the management of prosthetic mechanical valve Thrombosis and the predictors of outcome: the Ultra-slow PROMETEE trial. Am Heart J, 2015,170:409–418.

保留瓣膜的主动脉根部修复

Andrew A. C. Baldwin   William Shi   Thoralf M. Sundt

Ⓟ 问题的发生

我刚刚为一名 55 岁的运动员进行了保留瓣膜的主动脉根部置换术（再植入技术），该运动员患有主动脉根部动脉瘤，并坚决不想服用双香豆素。我是在该领域一位权威专家的指导下接受的此项技术培训，而我新的合作伙伴非常高兴能招募到我，我也成为该地区唯一精通瓣膜保留技术的外科医生。科室的其他几位外科医生来到我的手术间，对我在此术式方面的成就感到惊叹。经食管超声心动图（TEE）检查证实：患者术后无主动脉瓣反流。我很是确信，一旦这个消息在转诊心脏病专家中传开，我的复杂主动脉疾病的手术量将会呈指数级增长。

顺利地撤停了体外循环。在准备注入鱼精蛋白之前，我发现在主动脉根部后方有一些鲜红色的血液聚集。我尽最大努力针对这一区域进行牵拉和抽吸血液，但仍然无法确定出血来源。由于担心左冠状动脉扣出现问题，我便恢复全流量体外循环，以便仔细检查人造血管周围的情况。冠状动脉的吻合看起来很完美。我放下心来，但也有些困惑。

A. A. C. Baldwin
Division of Cardiac Surgery, Straub Medical Center, Honolulu, HI, USA
e-mail: Andrew.Baldwin@hphmg.org

W. Shi
Department of Surgery, Massachusetts General Hospital, Boston, MA, USA
e-mail: WYSGI@mgh.harvard.edu

T. M. Sundt (✉)
Division of Cardiac Surgery, Massachusetts General Hospital, Boston, MA, USA
e-mail: tsundt@mgh.harvard.edu

© The Author(s), under exclusive license to Springer Nature Switzerland AG 2022
T. M. Sundt et al. (eds.), *Near Misses in Cardiac Surgery*,
https://doi.org/10.1007/978-3-030-92750-9_47

再次撤停体外循环，却眼见心包腔内再次充满鲜红色的血液。我不记得在专科培训期间经历过类似的问题，眼下我最想知道问题是出在哪里，如何解决。

我仔细检查吻合口四周，但找不到明显的问题点。血，继续从人造血管的针孔中流出来；汗，顺着我的脖子向下流到后背。我感到非常沮丧。所有人的目光都集中在我的身上！麻醉医生和手术室护士开始猜测出了什么问题，我可以听到房间里传来窃窃私语："为什么我们不像平常那样做呢？如果用传统的复合根部替换肯定会很好。"

⑤ 解决方案

流出的血液呈鲜红色，所以我判断来源一定是左心系统：主动脉、左心室或左心房。由于它随着体外循环的恢复而消失，所以我推断这个出血一定不是来自主动脉，尽管我最初担心是左冠状动脉扣。毕竟，在我完成瓣膜部分的操作和冠状动脉扣的植入后，我从人造血管上顺行灌注心脏停搏液时可以确认所有缝合点都没有出血。

我指示麻醉医生注入鱼精蛋白，并用纱布压迫可疑出血区域，希望出血会慢慢停止。在接下来等待的 15 min 里，我放置了引流管，同时完成了胸骨和前纵隔创面的止血。麻醉医生告诉我，所有鱼精蛋白均已输注完，全血激活凝血时间（ACT）已恢复至基线水平。考虑到体外循环时间较长，所以我还送检了血栓弹力图，结果提示凝血功能基本正常。

我忐忑地取出了压迫用的纱布，发现虽然止血效果总体很好，但仍然看到有鲜红色的血液在主动脉后面缓慢地聚集，速度比以前慢很多。我将主动脉向左牵拉，立刻发现没有血液从上面流下来了，嗯，我想我找到罪魁祸首了。

在左心房顶部有一个很小的破损点在出血，旁边还有一些更小的出血点，来自解剖游离时切开的心外膜，这里不游离开就没法抵达主动脉瓣环下水平。我让助手把升主动脉向左牵开，我用 5-0 聚丙烯缝线缝合左心房顶的破口，并用电刀烧凝心外膜出血点。我再次用纱布填压这一区域，5min 后取出纱布，完全干燥！不再有出血。

我有些心力交瘁，把关胸的任务交给了助手。摘下手套，我看到手机上有 3 个新消息：转诊来 3 名主动脉根部瘤患者。

ⓓ 讨 论

主动脉根部置换手术后的出血是一个非常棘手的问题，因为很难观察吻合口的缝合线，尤其是近心端。由于人造血管上存在多条吻合线，其针眼之多可能会导致针孔出血看起来非常严重，但实际上，随着鱼精蛋白的给入，这些出血会逐步停止。在吻合口加缝止血缝线非常具有挑战性，如果没有良好的显露，所谓的止血有时反而会导致问题更严重。很难判断是应该在体外循环下继续寻找出血点、缝合止血，还是优先给予鱼精蛋白中和肝素、减少针眼出血量以后再进行止血。

此术式需要对主动脉和主动脉根部周围的组织进行一定程度的游离。对于复合的根部置换，可以将这些游离操作保持在最低限度；但即使如此，外科医生还是要充分游离冠状动脉扣、结缔组织以及主动脉与周边组织的粘连，例如肺动脉、左心房、右心房和右心室。对于保留瓣膜的根部置换术，必须在主动脉根部周围进行更广泛的解剖，直至到达瓣环下方的平面，以便瓣膜能够重新植入 Dacron 人造血管内[1]。对于患有大动脉瘤、急性或慢性夹层者，以及再次手术的患者，主动脉四周的游离可能很困难，甚至伤及邻近结构却不易被发现。此外，在保留瓣膜的主动脉根部手术中，瓣环下缝合可能导致左心房顶部轻微撕裂，这是因为靠近房间束（Bachmann's Bundle）的主动脉根部特别薄，特别是对于组织质量较差的患者。

然而，本例患者出血来自左心系统。在这种情况下，最常见的出血点是来自左冠状动脉扣和升主动脉的远心端吻合口。如果是这些地方出血，那么主动脉一经开放，主动脉根部的压力会立刻显著升高，出血会显而易见。而本患者的出血发生在体外循环撤停以后，在这种情况下，出血应源自左心室或左心房。如果是源自左心室，那应该见到血液"喷射"而出，易于发现，但难于修复。

该患者出血仅见于撤离体外循环后，此时的心脏充盈，各腔室的压力已经处于生理状态，所以使得左心房顶出血；但一经恢复至体外循环状态，左心较空，左心房压下降至 0，便不会再有出血。这种现象也见于心脏移植术后：如果左心房缝合线未收紧时，可能也会观察到同样的出血现象。

如果在撤停体外循环后，在主动脉根部的前方出现暗红色积血，则可能是剥离右心房或右心室肌肉造成的。这些地方的出血往往较为缓慢，通常在使用鱼精蛋白、纠正凝血功能障碍及纱布压迫之后即可解决。局部使用密封剂也可以解决出血的问题[2]。此外，也可以在完成了组织解剖、分离以后，在对右心室流出道、肺动脉实施任何重建之前，让心脏短时充盈以暴露出血点，此时因为没有主动脉根部和冠状动脉这些干扰因素，所以可以很容易便发现出血点。

在开放主动脉阻断钳后，如果迅速出现鲜红的血液聚集，则说明出血点为主动脉来源，例如冠状动脉扣或近心端吻合口。如果在心脏跳动时无法明确出血点，最好再次阻断主动脉，这样可以获得更为理想的显露，发现出血点，并能安全准确地进行修复。

需要提醒的是，在复合主动脉根部置换术中，如果人工瓣膜放置位置不理想，可能会导致人工瓣膜缝合环下方出血。这种出血通常是大量的，很容易发现，但难于修复。如果这种情况发生在常规的主动脉瓣置换中，就会导致主动脉瓣漏。然而，在复合根部置换术中，任何缺漏都会导致心室出血进入心包腔，其后果是灾难性的。如果发生这种情况，有时可以将一条缝线从主动脉外部向内缝合至人工瓣膜的缝合环上。有时，可能需要重新灌注心脏停搏液，在安静的状态下，拆除远端吻合，然后连续缝合近心端吻合口，也可以用带垫片缝线加固近端吻合口。有时需要将冠状动脉扣拆除才能进入主动脉进行上述操作。再植入后发生此类漏血的可能性较小，因为重新植入瓣膜的连续缝合通常具有很好的止血作用。

在极少数情况下，如果出血似乎无法控制，可以制作 Cabrol 板障[3]，以肺动脉（左）、上腔静脉（右）、无名静脉（上）和右心室（下）为包裹边界，用心包补片覆盖主动脉根部，将出血引流至无名静脉或右心房。这一技术需要心包横窦密闭——利用再次手术时的组织粘连或使用额外的补片来闭合横窦。虽然这不是一个理想的解决方案，但它可以让患者活着离开手术室，并且由于引流瘘道压力很低，通常会自行闭合。

正如本例中提到的，为了降低那些难以触达部位出血的可能性，建议在完成近心端吻合后，顺行灌注心脏停搏液，通过局部加压，发现可能的出血点，在进一步完成远心端吻合前进行修复，这一技巧可以显著降低止血的难度[4]。

在主动脉根部手术的过程中，认识每一个可能遭遇的"陷阱"，有助于降低手术风险，减少手术并发症。

参考文献

[1] Cameron D, Vricella L. Valve-sparing aortic root replacement with the Valsalva Graft. Op Tech Thorac Cardiovasc Surg, 2009,14:297–308.

[2] Bracey A, Shander A, Aronson S, et al. The use of topical hemostatic agents in cardiothoracic surgery. Ann Thorac Surg, 2017,104:353–360.

[3] Cabrol C, Gandjbakhch, Cham B. Anverismes de l'aorte ascendante. Remplacement total avec des arteres coronaires. Nouv Presse Med, 1978,7:363–365.

[4] Bayfield MS, Kron IL. Reducing bleeding after replacement of the aortic root. Ann Thorac Surg, 1995,60:1130–1131.

48

急性主动脉夹层术后灌注不良

Rizwan Q. Attia   Arminder S. Jassar

ⓟ 问题的发生

值班的住院医生打电话给我，报告一名有高血压的 45 岁男性患者因严重的胸痛来急诊室就诊，其胸痛放射至背部，左腿有"针刺感"。在急诊室进行评估后，这位医生显得很焦虑，并报告患者的严重胸痛一直在持续。患者有高血压病史，当前血压为 180/110 mmHg，窦性心动过速（100 /min）。输注拉贝洛尔后，我们立即将患者送往 CT 室，经 CT 血管造影（CTA）诊断为 Stanford A 型 /De Bakey I 型主动脉夹层。内膜撕脱起自主动脉根部，向下延伸至髂动脉。除了肠系膜上动脉（SMA）和左髂动脉以外，其他脏器的供血均源自真腔。我决定立即将患者送往手术室进行急诊主动脉夹层修复术。经过较长时间的操作，我成功地保留了患者的主动脉瓣，并在深低温停循环下用 Dacron 人造血管替换了升主动脉和半弓。患者顺利地脱离体外循环，左心室功能良好，经食管超声心动图（TEE）提示主动脉瓣仅有微量反流。我很高兴。出血看起来也没有那么严重，我想晚上应该可以出去和朋友一起吃晚餐了。感觉一切都很顺利，我要求麻醉医生给予鱼精蛋白。然而，麻醉医生告诉我，从体外循环撤停后，患者一直处于酸中毒状态。此时起搏器设定在 DDD

R. Q. Attia
National Health Service, London, UK
e-mail: rizwanattia@icloud.com

A. S. Jassar (✉)
Department of Surgery, Massachusetts General Hospital, Boston, MA, USA
e-mail: ajasser@mgh.harvard.edu

© The Author(s), under exclusive license to Springer Nature Switzerland AG 2022
T. M. Sundt et al. (eds.), *Near Misses in Cardiac Surgery*,
https://doi.org/10.1007/978-3-030-92750-9_48

模式，起搏频率为 86 /min，在去甲肾上腺素 1 μg/（kg·min）、肾上腺素 0.5 μg/（kg·min）的作用下，血压为 110/60 mmHg，但乳酸已经升高至 10 mmol/L。我推测酸中毒是主动脉夹层造成的持续效应，一旦患者在 ICU 中复苏，酸中毒很快就会缓解。于是，我还是如常去口述手术记录了。当手术结束、掀开手术铺巾时，住院医生发现：患者的左腿比右腿凉且苍白，且无法获取足背动脉的多普勒信号。

⑤ 解决方案

我让麻醉医生通过 TEE 检查胸降主动脉，以评估夹层血管内膜瓣。正如所见，近端降主动脉的真腔似乎扩张得相当良好。我决定立即进行影像学复查——采用 CTA、传统的血管造影或者是血管内超声（IVUS），来确定夹层血管内膜瓣的状态和分支血管的再灌注情况。我请血管外科团队马上来手术室进行评估，他们与我一样担心当前存在持续灌注不良的可能性。患者被安全地转移至隔壁的"镶嵌"手术室，经血管造影证实：左髂动脉闭塞、SMA 血流减少。血管外科团队将一个血管内支架从主动脉真腔置入 SMA 中，并在左侧髂总动脉内置入第二个支架。复查血管造影显示 SMA 和左髂血流恢复，可触及左股动脉搏动。由于长时间的灌注不良，我担心会发生再灌注损伤，因此对左腿进行了预防性筋膜切开术。剖腹探查显示肠道仍然具有活力。患者被转移到 ICU，病情虽然稳定但十分危重。在接下来的 24 h 内，他的临床状况逐渐改善。

⑩ 讨 论

如果主动脉夹层患者在就诊时即已存在组织灌注不良，其死亡率和并发症发生率要高出很多[1-2]。高达 30% 的患者存在终末器官灌注不良，并使死亡率升高至 40%~50%[3-4]。远端灌注不良与降主动脉远心段内膜再次撕裂及真腔塌陷有关，可导致腹腔器官、肾脏和外周循环受损。中央主动脉修复术及切除近端入口撕裂区可将血流重新定向至真腔，从而解决大多数病例的远端灌注不良问题，但并非全部患者[5-6]。在动态灌注不良的情况下，真腔可能因假腔内压力升高而持续受压，导致分支血管开口被夹层血管内膜瓣阻塞。当内膜瓣延伸到分支血管中时，就会发生静态灌注不良，随后导致假腔血栓形成和真腔闭塞。在许多情况下，静态和动态灌注不良可能同时存在。在中央主动脉修复术后，如果灌注不良持续存在，应及时评估和治疗，这一点至关重要。

本例患者在升主动脉置换术后足背动脉搏动消失，这是一个早期预警信号。然而，肠系膜灌注不良很难评估，并且可能只能在 ICU 护理的晚期才被发现，而那时可能已经发生了不可逆的内脏缺血。对于具有终末器官灌注不良放射学特征的患者，必须保持高度警惕。在手术修复结束时或在 ICU 复苏的过程中，如果出现灌注不良的临床表现或代谢体征，应立即行进一步的影像学检查。可以复查增强 CT，也可以选择血管造影或 IVUS 等侵入性诊断方法，这些评估手段在诊断中发挥着重要的作用。虽然中央主动脉修复可以缓解动态阻塞，但一旦发生终末器官损伤或由于静态阻塞而出现分支血管血栓，仅靠近端主动脉修复并不能可靠地解决灌注不良的问题。治疗方法包括血管内治疗，即在降主动脉中放置支架来重新扩张真腔、夹层血管内膜开窗或在靶分支血管中植入支架以恢复血流。根据灌注不良的持续时间和严重程度，可能需要进行肠切除或腿部筋膜切开等。包含血管外科、普外科及重症监护的多学科团队诊疗可为患者提供最佳的治疗手段。

对于出现灌注不良和终末器官功能障碍的患者，最佳的初始治疗方案仍存在争议。人们希望通过对中央主动脉的修复而恢复受损区域的血流，但事实上效果欠佳。因此，一些中心主张：在修复中央主动脉之前先对灌注不良的器官恢复灌注 [3,7]；采用夹层血管内膜开窗术、在降主动脉中置入带支架血管，以便实现真腔扩张。然后，将患者转入 ICU进行密切监护，并在灌注不良问题得到解决后，回手术室进行彻底的修复。然而，这种延迟手术策略可能导致主动脉破裂、心脏压塞，甚至患者会因灌注不良而死亡。另外一些中心则主张采用积极的方法进行中央主动脉修复，包括采用冷冻象鼻进行全弓置换或半弓置换，加上胸降主动脉顺行腔内主动脉修复术（TEVAR），以治疗伴有远端灌注不良的DeBakey I 型夹层 [8-9]。还有一些中心对所有 DeBakey I 型夹层采用"经验证的完全再灌注"策略（verified complete reperfusion）[10]。这就要求心脏外科和血管外科团队在启动治疗的早期即拟定治疗方案，在"镶嵌"手术室内完成主动脉夹层的治疗。在中央主动脉修复完成后，使用TEE、IVUS 或血管造影确认远端真腔是否已经扩张、内脏灌注是否已经充分恢复。如果存在持续的缺血性损害，应在离开手术室前进行必要的额外干预。这种方法可以彻底解决远端灌注不良的问题，同时可避免与中央主动脉延迟修复相关的并发症。

参考文献

[1] Kawahito K, Kimura N, Yamaguchi A, et al. Malperfusion in type A aortic dissection: results of emergency central aortic repair. Gen Thorac Cardiovasc Surg, 2019,67(7):594–601.

[2] Vallabhajosyula P, Gottret JP, Menon R, et al. Central repair with antegrade TEVAR for Malperfusion syndromes in acute DeBakey I aortic dissection. Ann Thorac Surg, 2017,103 (3):748–755.

[3] Yang B, Norton EL, Rosati CM, et al. Managing patients with acute type A aortic dissection and mesenteric malperfusion syndrome: a 20-year experience. J Thorac Cardiovasc Surg, 2019,158(3):675–687.e4.

[4] Di Eusanio M, Trimarchi S, Patel HJ, et al. Clinical presentation, management, and short-term outcome of patients with type A acute dissection complicated by mesenteric malperfusion: observations from the international registry of acute aortic dissection. J Thorac Cardiovasc Surg, 2013,145(2):385–390.e1.

[5] Easo J, Weigang E, Hölzl PPF, et al. Influence of operative strategy for the aortic arch in DeBakey type I aortic dissection: analysis of the German registry for acute aortic dissection type A. J Thorac Cardiovasc Surg, 2012,144(3):617–623.

[6] Berretta P, Trimarchi S, Patel HJ, et al. Malperfusion syndromes in type A aortic dissection: what we have learned from IRAD. J Vis Surg, 2018,4 (3):65–75.

[7] Yang B, Patel HJ, Williams DM, et al. Management of type A dissection with malperfusion. Ann Cardiothorac Surg, 2016,5(4):265–274.

[8] Attia RQ, Cameron DE, Sundt TM Ⅲ, et al. Total arch replacement in the treatment of acute type A aortic dissection. J Vis Surg, 2020, https://doi.org/10.21037/jovs-20-125.

[9] Czerny M, Schmidli J, Bertoglio L, et al. Clinical cases referring to diagnosis and management of patients with thoracic aortic pathologies involving the aortic arch: a companion document of the 2018 European association for cardio-thoracic surgery (EACTS) and the European society for vascular surgery (ESVS) expert consensus document addressing current options and recommendations for the treatment of thoracic aortic pathologies involving the aortic arch. Eur J Vasc Endovasc Surg, 2019,57(3):452–460.

[10] Axtell A, Eagleton M, Conrad M, et al. Total arch replacement and frozen elephant trunk for acute complicated type B dissection. Ann Thorac Surg, 2020,110(3):e213–216.

49

体外循环期间低血压

Myles E. Lee   Thoralf M. Sundt

Ⓟ 问题的发生

　　这是一名 60 岁的患者，患有三支血管病变，出现进行性心绞痛，需要进行冠状动脉旁路移植术。这个手术原本应该由我们分院的一位同事完成，不巧她在休假，所以我决定帮她处理这个患者。在手术室中，一切都很平稳：顺利地完成了麻醉诱导、气管插管、消毒、铺巾，顺利地锯开胸骨。整个过程中血流动力学表现正常。我在升主动脉进行了常规插管，将双级静脉引流管插入右心房和下腔静脉，将停搏液灌注管插入升主动脉根部：一方面用于主动脉根部吸引，另一方面用于顺行灌注心脏停搏液。体外循环开机的同时，我一边等待中心体温降温以便阻断主动脉，一边对胸廓内动脉蒂做最后的修剪。麻醉医生开始播放《天鹅湖》序曲，我准备安心应对接下来的几个小时，估计手术应该是比较轻松的。就在这时，灌注师打破了这田园诗般的宁静，他说：无法维持灌注压，30 mmHg 都维持不住。也就是几秒钟的工夫，体外循环静脉贮血器里的血满了。

M. E. Lee
Department of Cardiac Surgery, Centinela Hospital Medical Center, Inglewood, CA, USA

T. M. Sundt (✉)
Division of Cardiac Surgery, Massachusetts General Hospital, Boston, MA, USA
e-mail: tsundt@mgh.harvard.edu

© The Author(s), under exclusive license to Springer Nature Switzerland AG 2022
T. M. Sundt et al. (eds.), *Near Misses in Cardiac Surgery,*
https://doi.org/10.1007/978-3-030-92750-9_49

ⓢ **解决方案**

心脏是空的，说明没有静脉回流受阻的问题；升主动脉看起来很正常，麻醉医生通过超声确认没有明显的主动脉夹层。我转身看向氧合器，天啊！我忘记夹住动脉和静脉管路之间的再循环分流管！灌注师和我同时发现了这个问题——这一步操作，在我所在的医院是由灌注师来完成的。我迅速地抓起一把管道钳，死死地钳住分流管。终于，我看到贮血器的液平面在下降，灌注压开始上升…… 此时，《天鹅湖》的第一幕徐徐拉开。这时的我感觉自己像一个不受欢迎的客人，出现在 Siegfried 王子（《天鹅湖》中的男主角）的生日聚会上，尽管剩下的所有步骤都如最初的预期进行下去了。

ⓓ **讨 论**

在当今这个时代，体外循环的使用频率让人们认为这是一门"简单的"技术，然而这无疑是一种错觉。事实上，体外循环是一项复杂的工作，需要多个不同专业的人充分协调，共同处理一台非常复杂的机器。该机器经过迭代、改进，已经达到接近 6σ（6 Sigma）的精准度。它确实是一种理想的"常规"工作——遵循标准程序执行一系列操作。因此，正确执行这些步骤以及相关人员之间的有效沟通至关重要！

如果我们接受这样一个前提，即：与体外循环相关的大多数并发症是人为失误导致的，而非设备故障；那么很明显，要始终如一地取得优异的结果，就需要关注认知心理学的原则和人为因素。进行复杂操作（例如进行体外循环）的基础是需要认识到人类个体思维的局限性，包括任务超负荷的可能性以及团队所有成员拥有相同的心理模式和情境意识的必要性。鉴于碳基生命形式的局限性，方案和流程的标准化是明显减少认知工作量的方法，可以使每个人更容易地达成共识。同样，设备设置至少应在同一机构内实现标准化，最好是全流程实现标准化。在本例中，由于灌注操作中的细微差异导致我险些铸成大错，真可谓"失之毫厘，谬以千里"。可见体外循环绝无小事。

标准化方案可确保心脏团队的所有成员能够协调一致地工作，即：使用类似方法进行监测、麻醉操作、器械摆盘和灌注。这也意味着麻醉医生、外科医生、灌注师和护士之间的互动模式在不同情况下保持不变且具有可预测性。沟通对于团队合作至关重要，而团队合作是取得成功的保障。"复述"的做法有助于确保一名医护人员所说的话被听到，且所听到的就是这名医护人员所说的。在体外循环期间，麻醉剂和血管活性药物的使用必须由麻醉医生和灌注师协商。麻醉医生必须知道在主动脉插管前将血压调低，并准备好在逆行自体预充前提高血压。灌注师必须降低灌注压以应对主动脉阻断钳的夹闭和开放。洗手护士应该对每一个步骤有足够的了解，以预测下一步，从而保持器械从一只手快速、安静、流畅地传递到另一人的手上。事实证明，操作流程中断会导致技术故障。

核查清单制度虽然有它的缺点，但在实施体外循环这一场景下，的确可以完美地显现出该制度的优越性：一系列事件，每次都需要以完全相同的顺序和方式完成，就像交响乐的音符一样，只有这样才能达到预定的目标。体外循环的启动和撤停都是范例。在处理人机交互的工作时，核查清单特别有效，这本质上就是这类过程所必需的。工程师需要发现可能发生严重的不可逆转性错误的"单点漏洞"。例如，在没有给予肝素的情况下开始体外循环，或者在没有启动麻醉呼吸机的情况下撤停体外循环，是此类错误的两个例子，这些错误有可能导致不必要的死亡，事实上已经发生过这样的悲剧。如果遵守这些看似简单、但却是经过深思熟虑才列出的核查清单，便可以预防上述两种情况的发生。核查清单的其他应用还包括麻醉医生在术前检查设备和药物，以及灌注师进行泵氧合器的设置。

团队针对特殊病例的某些具体细节进行术前讨论，对于预判患者的总体走势至关重要。与每次都相同的核查清单相比，个体化的术前讨论具有独特性，可针对不同的患者和手术量身定制。

在一个具体的时间点，相关各专科的医生都应该对当时出现的情况有基本认识；对任何非常规情况的发生，都应积极沟通，这就构成了一个重要的制衡系统。这是团队合作的本质，也是使并发症发生率和死亡率降低的关键要点。

参考文献

[1] Wahr JA, Prager RL, Abernathy JH 3rd, et al. Patient safety in the cardiac operating room:

human factors and teamwork: a scientific statement from the American Heart Association American Heart Association Council on Cardiovascular Surgery and Anesthesia, council on cardiovascular and stroke nursing, and council on quality of care and outcomes research. Circulation, 2013,128(10):1139–1169. https:// doi.org/10.1161/CIR.0b013e3182a38efa Epub 2013 Aug 5 PMID: 2391825.

[2] Wiegmann DA, ElBardissi AW, Dearani JA, et al. Disruptions in surgical flow and their relationship to surgical errors: an exploratory investigation. Surgery, 2007,142 (5):658–665. https://doi.org/10.1016/j.surg.2007.07.034 PMID: 17981185.

[3] Henrickson SE, Wadhera RK, Elbardissi AW, et al. Development and pilot evaluation of a preoperative briefing protocol for cardiovascular surgery. J Am Coll Surg, 2009,208(6):1115–1123. https://doi.org/10.1016/j.jamcollsurg.2009.01.037 Epub 2009 Apr 17 PMID: 19476900.

50

蜡滴样钙化灶的清创

Jordan P. Bloom   David A. D'Alessandro

Ⓟ 问题的发生

　　今天的第二台手术也能早早开台，这让我很兴奋，而且这不过是一个单纯的主动脉瓣置换。这一周感觉真长，我盼望着今天能准时完成手术，去给我太太买束花，这一周也让她辛苦了，陪着晚下班的我熬夜。患者是一名 58 岁的男性，患有二叶主动脉瓣狭窄。我在升主动脉插入主动脉插管，在右心房置入一条双级静脉插管，在主动脉根部置入一条心脏停搏液灌注管。患者并没有主动脉瓣反流，这让我可以放心地放弃逆行灌注。心脏在舒张期停跳后，我切开主动脉，可见严重钙化的主动脉瓣，左、右冠瓣融合。令我有些懊恼的是，主动脉并没有扩张。事实上，窦管交界处也存在钙化，这使得主动脉瓣的显露具有挑战性。我用垂体咬骨钳小心地清除钙化灶，在处理到无冠瓣瓣环时，我竟然遇到一段粗大的条状钙化灶，它沿着二尖瓣前叶延伸。虽然我可以将瓣膜缝线缝在这条钙化带的上方，但总是感觉有些不舒服，而且我觉得这可能会限制人工二尖瓣瓣叶的活动，所以我决定用咬骨钳小心地将这一钙化灶清除。人工瓣膜就位良好，手术的其余部分也很顺利，无须使用正性肌力药物即可轻松脱离体外循环。这下我更加满怀期待度过一个美好的夜晚。就

J. P. Bloom · D. A. D'Alessandro (✉)
Department of Surgery, Massachusetts General Hospital, Boston, MA, USA
e-mail: dadalessandro@mgh.harvard.edu

J. P. Bloom
e-mail: jpbloom@mgh.harvard.edu

在我准备拔除体外循环插管时，目光敏锐的麻醉医生注意到经食管超声心动图屏幕上闪过一股高速喷射的二尖瓣反流。我不敢相信这是真的，赶紧问超声医生增益调节是不是存在什么问题。

(S) 解决方案

反复仔细地观察超声影像，我发现喷射的位置位于二尖瓣前叶，就在左冠瓣的下方。我立刻意识到这一定是我之前费尽心思清理前叶钙化灶造成的。我开始考虑修复的可能选项。幸运的是，这名患者选择了人工生物瓣，也就是说可以通过主动脉瓣口这一入路来修复二尖瓣。不过，由于担心可能会损坏瓣膜，我还是选择了一种折中的操作，即：重新停跳、经标准的左心房切口来显露和操作二尖瓣。但不幸的是，由于人工主动脉瓣难以挤压变形，所以二尖瓣显露程度非常有限，我几乎无法看到前叶的基底部。我想转为经房间隔切口入路，但又必须停一下体外循环、转为双腔静脉插管。带着一丝担心，我又重新打开主动脉切口，经人工瓣膜口进行操作。我使用一把精细的直角钳探查找到二尖瓣叶的穿孔，将其直接缝闭。当我再抬起头时，手术室里的时钟告诉我花店已经关门了。虽然有些失望，但我还是心怀感激——仅仅是瓣叶上的一个洞。

(D) 讨 论

在清除钙化灶为主动脉瓣置换做准备时，必须非常小心，不应过度清除瓣环上的钙化灶。清创的目的是准备瓣环，以适应和容纳人工瓣膜，并方便瓣环缝线的缝置。"适度地剔除钙化灶"，这一应用于二尖瓣环钙化处理的原则同样也适用于主动脉环的处理。钙化灶可从左冠窦和无冠窦之间的交界区瓣环向下延伸，也会从无冠状瓣的 Valsalva 窦沿着二尖瓣前叶向下扩展，就像熔化的蜡烛沿着烛台流下一样，这种情况非常常见。对于是否有必要将这些钙化灶进行清除，存在多种意见：一些人认为清创可能会损害二尖瓣前叶的活动度；而另一些人则认为采用极简的方式进行清创，仅去除必需去除的病灶，能够满足人工瓣叶的放置即可。如果钙化过多或外科医生认为必须清除，则应格外小心，以避免损伤二尖瓣。如果担心损伤，可以用钝的神经拉钩轻轻探查二尖瓣瓣叶。如果二尖瓣上因此出现很小的破口，直接缝闭即可；但强烈建议在可能的情况下使用小块自体心包补片进行修补，以减少张力并提高耐用性。

参考文献

[1] Sareyyupoglu B, et al. Safety and durability of mitral valve repair for anterior leaflet perforation. The J Thorac Cardiovasc Surg, 2010,139:1488–1493.

[2] Maddali MM, Waje ND, Kandachar PS, et al. Rare cause of new mitral regurgitation after aortic valve replacement. J Cardiothorac Vasc Anesth, 2016,30:845–847.

[3] Kadirogullari E, Onan B, Guler S, et al. Perforation of the anterior mitral leaflet after aortic valve replacement with root enlargement. The Ann Thorac Surg, 2017,104:e345–346.

[4] Pezzella AT, Utley JR, VanderSalm TJ. Operative approaches to the left atrium and mitral valve: an update. Oper Tech Thorac Cardiac Surg, 1998,3:74–94.